临床常见病操作规范与护理实践

主编　杨　会　褚玉清　步婷婷　朱士苓　赵　娣　牛莉莉

上海科学技术文献出版社

图书在版编目（CIP）数据

临床常见病操作规范与护理实践 / 杨会等主编 .
上海 ： 上海科学技术文献出版社， 2024. -- ISBN 978-7-5439-9133-0

Ⅰ. R47

中国国家版本馆 CIP 数据核字第 2024DK4923 号

责任编辑： 王　珺

临床常见病操作规范与护理实践
LINCHUANG CHANGJIANBING CAOZUO GUIFAN YU HULI SHIJIAN
杨　会　褚玉清　步婷婷　朱士苓　赵　娣　牛莉莉　主　编
出版发行：上海科学技术文献出版社
地　　址：上海市长乐路746号
邮政编码：200040
经　　销：全国新华书店
印　　刷：北京兰星球彩色印刷有限公司
开　　本：787*1092　1/16
印　　张：14.25
字　　数：19万字
版　　次：2024年7月第1版　2024年7月第1次印刷
书　　号：ISBN 978-7-5439-9133-0
定　　价：148.00元
http：//www.sstlp.com

《临床常见病操作规范与护理实践》

编委会

主　编

杨　会　枣庄市立医院

褚玉清　枣庄市精神卫生中心

步婷婷　山东国欣颐养集团枣庄中心医院

朱士苓　枣庄市立医院

赵　娣　滕州市第一人民医院

牛莉莉　枣庄市立医院

副主编

杨真真　枣庄市中医医院

郭　珊　枣庄市中医医院

王　莉　枣庄市立医院

李　军　滕州市中心人民医院

褚　艳　枣庄市立医院

张　婷　枣庄市立医院

前　言

在当今医疗技术日新月异的时代背景下，临床护理工作作为医疗卫生事业的重要组成部分，其重要性日益凸显。随着新业务、新技术、新方法的不断涌现，对护理人员的专业知识、技能水平及综合素质提出了更高要求。为了满足这一需求，我们精心编写了《临床常见病操作规范与护理实践》一书，旨在全面、系统地介绍临床各科常见疾病的护理操作规范，为护理人员提供一部权威、实用、贴近临床的参考工具书。

本书内容涵盖广泛，从骨科常见疾病的护理到颅脑损伤、脊髓损伤的救护，再到普外科、儿外科、循环系统疾病、呼吸系统疾病、消化系统疾病、内分泌代谢科疾病的护理以及常用护理技能操作，几乎囊括了临床各科护理的精髓。我们深知，护理工作的复杂性和挑战性在于其不仅要求护理人员具备扎实的专业知识，更需具备敏锐的观察力、判断力和应急处理能力。因此，本书在编写过程中，特别注重将理论与实践相结合，既阐述了疾病的基本知识，又详细介绍了护理操作的具体步骤和注意事项，力求使护理人员能够迅速掌握并应用于实际工作中。

在编写过程中，我们充分吸收了近年来医疗护理领域的新成果、新经验，对原有的护理常识进行了全面更新、补充和完善。我们力求使本书内容更加科学、规范、实用，更加贴近临床实际，贴近病人的需求，贴近护理人员的日常工作。我们相信，通过本书的学习，护理人员能够不断提升自己的护理服务能力和技术水平，为病人提供更加优质、高效的护理服务。

本书不仅适用于各医学院校护理专业的学生和教师，也适合医院各级护理人员作为参考和工具书使用。我们衷心希望，本书的出版能够为推动临床护理工作的发展贡献一份力量，为培养更多优秀的护理人才做出积极贡献。同时，我们也期待广大读者在使用过程中提出宝贵意见和建议，以便我们不断完善和提高本书的质量。

目　录

第一章 骨科常见疾病的护理

第一节 四肢骨干骨折

【概 念】

骨的完整性或连续性中断称之为骨折。

【病 因】

骨折可因创伤所致，称为创伤性骨折，也可由于骨骼疾病，导致骨质破坏，受轻微的外力作用及发生骨折，称之为病理性骨折。

1、直接暴力 外界暴力直接作用于骨骼，使受直接撞击的部位发生骨折，常合并软组织损伤或有开放伤口，如重物砸压小腿引起胫腓骨骨折。

2、间接暴力 暴力通过传导、杠杆、旋转和肌收缩作用造成暴力作用点以外的远处部位骨折。如高处坠落时，双足着地导致胸腰段椎体的压缩性骨折。

3、肌肉牵拉 肌肉突然强烈收缩，造成肌肉附着点撕脱性骨折，如上肢进行过猛的投掷动作可造成肱骨内上髁骨折。

4、骨骼病变 骨骼在原有病损的基础上，因轻微外力或在正常活动中发生的骨折，称病理性骨折。如骨髓炎、骨肿瘤引发的骨折。

5、积累劳损 骨骼某处长久承受一种持续应力，使该处发生骨折，称为疲劳性骨折。如长距离的跑步造成第二、三跖骨疲劳骨折。

【临床表现】

1.骨折的特有体征

（1） 畸 形 骨折段移位后，伤肢形状改变。

（2）反常活动 在肢体无关节部位，骨折处可有不正常活动，称为假关节。

（3）骨擦感 骨折端相互摩擦时，可听到或感到骨擦感。

2.骨折的其他表现

（1）疼痛和压痛 骨折处均有疼痛，尤其在移动时更剧。触诊时，骨折局部有压痛。

（2）局部肿胀与瘀斑 骨折时因有出血，形成局部血肿，软组织损伤可发生水肿、患肢肿胀、皮下出现瘀斑。

（3）功能障碍 骨折后由于肢体内部支架的断裂和疼痛，使肢体丧失部分或全部活动功能。

【辅助检查】

X线片可显示骨折的部位、形态和有无移位，能明确诊断。一般常规摄正侧位片以显示骨折完整的形态。有些骨折早期可不显示骨折线，如临床怀疑时，可选取按骨折处理，于2～3周后再摄片复查，由于骨折端骨质吸收，往往使骨折线清晰可见。

【骨折的急救处理】

1、一般处理 首先抢救生命，若病人处于休克状态，应给抗休克治疗为首要任务；注意保暖，有条件应立即快速输血、输液，若患肢肿胀较剧，可剪开衣袖或裤管，解除压迫。

2、伤口包扎 绝大多数创口出血用绷带压迫包扎即可止血。若现场无无菌敷料，可用现场能得到的最清洁布类包扎；用止血带阻断大血管出血，但必须记录开始用止血带时间，防止由于使用止血带过久而致肌体远端缺血坏死。露出伤口的骨折端不应回纳，以免将污染物带入伤口深处，引起伤口感染。

3、妥善固定 目的是避免在搬运时骨折端更多地损伤软组织，血管、神经或内脏，固定后疼痛减轻，有利于防止休克，便于运输，固定以专用夹板为佳，亦可就地取材，如木棍、木板等都可作夹板之用。

4、迅速运输 四肢骨折经固定后，可用普通担架运送，运送过程中注意观察安全情况及创口出血情况、危及生命的情况要及时处理。

【护理要点】

1.术前护理

（1）心理护理　患者因有对环境陌生，担心疾病预后及对手术知识不了解等心理问题，故应向患者及家属讲明手术治疗的方法及愈后效果，同时做好入院宣教及健康教育工作，护理人员应主动关心、态度和蔼、语言亲切，取得病人的信任，通过沟通与交流，鼓励病人表述思想情绪的变化，有的放矢地进行心理疏导，及时向病人介绍手术成功的病例，使其树立战胜疾病的信心和勇气。使病人主动地配合治疗和护理。消除后顾之忧。

（2）生活护理　勤巡视病房，给予病人生活上的照顾，满足其基本的生活需要，如协助饮水、进食及大小便等，对长期卧床者，定时协助翻身、按摩、沐浴、更衣等生活护理。做好口腔及皮肤护理。预防各种并发症的发生。保持病室环境及床单元整洁、空气新鲜，增加病人舒适感，防交叉感染。

（3）疼痛护理

①针对不同的疼痛原因，对症处理，切忌盲目给予止痛剂。创伤性骨折者，在现场急救中予以临时固定可减轻疼痛，并发骨筋膜综合征者，应及时解除压迫，必要时手术减压，已发生压疮者，做好压疮护理。

②药物镇痛：对疼痛原因已明确者，在局部对症处理前可用镇静、止痛药物，以减轻病人痛苦。

③疼痛轻者，通过分散或转移注意力来减轻疼痛，如与病人交谈、听音乐等。

④在进行各项护理操作时，动作应轻稳，在移动病人前先做好解释工作，在移动过程中重点托扶损伤部位。

（4）术前健康指导，有利于术后康复，给病人详细讲解手术治疗的重要性和必要性，术前、术中注意事项及配合措施，术后恢复及患肢功能锻炼等，让病人对自己的病情有大致的了解。

（5）患者术前准备

①术前常规检查，如血常规、出现血时间、肝肾功能感染三项及心电图、胸透等。

②术前晚清洁灌肠一次，禁饮食 6 小时。

③备皮　术前充分的皮肤准备是预防感染的途径之一，备皮时注意勿损伤皮肤，备皮

后用肥皂水冲洗干。

④观察病人夜间睡眠情况，如入眠困难者，可遵医嘱使用镇静剂。

2. 术后护理

（1）观察生命体征及刀口渗血情况

（2）观察患肢血液循环　包括颜色、温度、感觉、运动及毛细血管反应等变化。发现有肢体疼痛、肿胀、麻木等异常情况，应及时报告医生处理。

（3）抬高患肢 20°～30°，以利静脉回流，促进血液循环，预防或减轻肢体肿胀。

（4）放置引流管时，应保持引流管通畅，防止扭曲、折叠、受压、堵塞、脱出。每隔 2 小时由近端向远端挤压管道防止血块堵塞。并观察引流液颜色、性质和量，并做好记录。一般 48～72 小时后，即可拔除引流管。

（5）饮食　术后 1～2 天给予清淡易消化饮食，根据病人情况可逐渐改为高热量、高蛋白、高维生素饮食，促进伤口愈合，以增强机体抵抗力。

（6）功能锻炼　根据病人情况，指导病人循序渐进地进行功能锻炼，防止关节僵直，肌肉萎缩、减轻肢体肿胀。术后主动或被动活动要有效地恢复肢体功能和全身健康，使手术达到预期效果。伤肢关节术后可立即行功能锻炼。

第二节　脊柱骨折并创伤性截瘫

【概　念】

脊椎骨折脊髓损伤平面以下感觉，运动、反射完全消失，膀胱、肛门括约肌功能完全丧失，称完全性截瘫，不完全截瘫是指有部分功能存在。

【病　因】

脊柱骨折容易合并脊髓损伤。由于椎体骨折脱位或附件骨折，移位的椎体向后或骨片突入椎管，可压迫脊髓或马尾神经，产生不同程度的损伤。以胸腰段椎体最易发生，屈曲型多见。

【临床表现】

截瘫病人的临床症状取决于脊髓损伤的平面与程度。

1. 上颈段（颈椎 1～4）支配区完全损伤均发生高位截瘫、损伤平面以下全瘫，有严重的呼吸困难和呃逆，中枢性排尿障碍，全身失去交感神经支配，体温调节功能障碍，常伴有顽固性高热或低热，常出现四肢全瘫，可因肋间肌瘫而出现腹式呼吸，呼吸道分泌物不易排出，易发生肺部感染。

2. 颈膨大（颈 5～胸 2）支配区完全性损伤　上肢弛缓性瘫痪，下肢痉挛性瘫痪，两侧对称，常伴有霍纳氏征阳性。

3. 胸髓（胸 3～12）支配区完全性损伤　上肢不受影响，下肢痉挛性瘫痪，两侧对称，损伤平面以下感觉，运动功能障碍，大小便功能障碍，容易建立反射性膀胱，由于血管舒缩功能障碍较重，易出现直立性低血压。

4. 腰膨大（腰 1～骶 2）支配区完全损伤　下肢弛缓性不全瘫，会阴部与鞍区感觉消失，膀胱直肠机能障碍较重，大小便先潴留后失禁，常形成无张力性膀胱，并有性功能障碍。

5. 马尾神经损伤　无下肢瘫痪或只有轻度症状，尿失禁，可伴有肢体疼痛及沉重感。

6. 半侧脊髓损伤　表现为脊髓损伤的同侧运动功能障碍，深感觉减退或消失，对侧痛、温觉减退或消失。两侧触觉往往不受影响。

【辅助检查】

X 线片可确定损伤的部位，类型和移位情况。CT 或 MRI 检查，更能清楚骨折片移位状况或脊髓受压情况。

【护理要点】

1. 心理护理　病人受伤截瘫后，生活自理能力丧失，长年卧床，易产生焦虑、紧张、精神苦闷、悲观失望，甚至有轻生念头。护理应加强对病人的心理支持，主动关心病人，满足其生活需要。帮助其明确如何对待脊髓损伤，掌握正确的应对和自我护理方法。向病人和家属做好有关治疗、护理和康复的健康宣教，鼓励家属协助病人提高社会适应能力、维护自尊、提高生活质量。

2.生活护理　尽量满足病人的各种需求，坚持做好基础，皮肤和口腔护理，使其倍感舒适，鼓励病人多食新鲜蔬菜和水果、多饮水、预防便秘。鼓励病人进行力所能及的自主活动，提高生活自理能力。

3.疼痛的处理　脊髓损伤平面以下截瘫，失去痛觉。可是椎体骨折部位仍有疼痛感觉存在。应平卧硬板床，保持局部稳定，方可止痛，翻身应一体滚动式翻身，搬运颈椎骨折病人时，注意保持颈部生理曲度，颈椎两侧可放置沙袋固定，防止头部转动。

4.确定知觉平面，指导肢体活动　　反复地由远及近测定感觉平面，并做好记录，可明确病情变化和治疗效果。若感觉平面逐渐上升，应考虑椎管内出血，血肿压迫，应及时手术检查。同时也要检查肢体的活动范围，不能自主活动的部位应给予按摩及被动活动关节，能做自主活动的部位，需指导功能活动，防止关节畸形和僵直。

5.呼吸系统并发症的防治

（1）截瘫病人易发生呼吸道梗阻及感染，是截瘫病人早期死亡的主要原因。截瘫病人易发生呼吸道并发症的原因。

①伤后疼痛，不敢咳嗽及深呼吸，使痰液不易咳出，积聚在肺内，尤其是既往有吸烟史的病人。

②高位截瘫病人由于肋间肌麻痹，以致呼吸运动幅度减弱，使呼吸道的分泌物无力咳出。

③因病情需要，平卧硬板床，导致咳嗽无力。

④因腹肌麻痹，肠蠕动减弱而致腹胀，导致肺不张。

（2）防治措施

①疼痛明显者，初期可给予适当的止痛，鼓励其深呼吸、用力咳嗽，促进肺扩张。

②鼓励、帮助病人排出呼吸道分泌物，如轻轻拍打胸背部，体位引流，使痰液松弛，帮助痰液排出。

③若痰液不易排出者，遵医嘱给予雾化吸入，如抗生素、地塞米松、氨茶碱、α-糜蛋白酶，以稀释痰液，使之易于咳出。

④全瘫病人常因腹胀，肠鸣音减弱或消失，致使膈肌上升或下降受限，加重呼吸困难，此时应禁食3～5天，必要时胃肠减压、肛门排气等。

⑤截瘫病人出现呼吸困难时，可行气管插管，并用呼吸机辅助呼吸。

⑥保持呼吸道通畅，及时清除呼吸道分泌物，必要时行气管切开，减少肺部并发症。

⑦适当用抗生素，防治肺部感染。

6. 压疮的预防和护理

（1）截瘫病人易发生压疮的原因

①截瘫病人因长期卧床，截瘫平面以下的皮肤感觉丧失，长期受压易发生压疮。

②截瘫以下的部位不能活动，以致某些部位长时间受压，局部血循环障碍。

③截瘫平面以下的自主神经功能紊乱，皮肤血管收缩、血供差。

④截瘫病人胃肠功能差、食欲差，营养不良，机体抵抗力低。

（2）防治措施

①保持床铺清洁、平整、干燥。

②每2—3小时翻身一次，翻身时要保护受伤局部，防止脊柱扭曲而造成新损伤。

③翻身后骶尾部，大粗隆及骨突部位均应用软枕或海绵块衬垫，并保持关节功能位。

④防止拖拉病人，以免磨破皮肤。

⑤晨晚间护理用温水擦洗病人肢体，用酒精、红花油、滑石粉对骨突部位皮肤进行按摩。

⑥加强营养，增强机体抵抗力。

7. 泌尿系统并发症的防治

（1）泌尿系统感染其原因有

①截瘫病人多数有排尿机能障碍。

②多次反复导尿或长期留置导尿管，由于无菌观念不强，尿液反流，细菌的带入等。

③导尿管的扭曲，尿液引流不畅，残余尿的存留。

④长期卧床，机体抵抗力低下。

（2）防治措施

①持续导尿，定时开放　脊髓受损后，不论程度轻重，膀胱多处于一种感觉运动消失状态。膀胱内尿液不能排出，使膀胱壁的平滑肌纤维牵拉过长而失去张力，形成无张力性膀胱。病人伤后常规留置尿管，保持尿路通畅，让小便自流，一般每 4 小时开放导尿管一次，既可预防膀胱缩小或过度膨胀，又有利于反射性膀胱的建立。

②手压逼尿　一般于伤后 3 周拔除导尿管，采用手压逼尿，这样可避免长期留置导尿管引起的感染，鼓励多饮水，每日 2500～3000ml。手法挤压时，病人仰卧，操作者的双手掌重叠，放在膀胱底，向下向后慢慢加压，至尿液排出，注意不要中断，挤压时不可用力过猛，以防膀胱损伤及逆行性泌尿感染。

③预防与控制感染　　泌尿感染一旦发生，应遵医嘱使用抗生素，嘱多饮水，导尿管全开放、引流床头抬高 30°，可用甲硝唑或丁卡加入生理盐水 250ml 进行膀胱冲洗，冲洗时压力不宜过高，以防逆行性感染。冲洗液可在膀胱中保持半小时后排出。

8. 体温异常的护理　脊髓损伤后，体温调节中枢失去正常的调节能力，病人常产生高热（40℃以上）或低温（35℃以下）应加强护理。

（1）高热的护理

①动态观察体温变化。

②物理降温，如酒精擦浴、冰袋、冰帽或大动脉冷敷降温。

③必要时遵医嘱药物降温，如氨酚、地塞米松等。

④保持室内温湿度适宜，定时开窗通风。

⑤加强口腔护理（每日 2～3 次），饮食前后漱口。

⑥保持皮肤清洁、干燥。

⑦鼓励病人多饮水，多吃新鲜蔬菜、水果。

（2）低温的护理

①适当调高室温，病人注意保暖。

②必要时采用物理降温，使用热水袋、电热毯等设施时，应严格控制温度，以防烫伤。

9. 防止肢体挛缩与畸形

（1）瘫痪的肢体应置于功能位。

（2）下肢瘫痪者用软枕头或托板支持足掌，使踝关节屈曲 90°，以防出现足下垂，经常更换膝髋关节的位置，并被动做膝、髋关节伸屈运动，防止关节强直。

（3）瘫痪肢体定时做按摩和被动活动。每日 5～6 次，每次 30 分钟。

10. 颅骨牵引的护理　　颅骨牵引是治疗高位截瘫的重要措施，颅骨牵引的目的是使移位的颈椎复位，恢复生理曲度，保持稳定，防止脊髓进一步损伤，护理方面应注意：

（1）头与躯干须保持一条直线。即使侧卧位时。

（2）恢复颈椎的生理曲度，枕头应垫在双肩及颈部，使头轻度后仰。

（3）翻身时头、颈、躯干应在一条直线上。

（4）防止枕后部压疮，可加强局部按摩，定时翻身。

（5）防止颅骨牵引脱出　　上牵引弓后，初始 3～4 天内每天拧紧螺纹一圈，以防脱落。一旦脱出，应重新消毒，然后上弓。

（6）防止感染　针眼处用 75%酒精滴针眼，每日 2 次，如患者主诉，针眼处疼痛，查看局部有无红肿等感染现象，应向医生汇报，及时处理。

（7）颅骨牵引有无并发症：枕部压疮，牵引弓脱落，头皮下血肿。过滤综合征观察：有无脊髓、神经损伤加重现象，观察有无呼吸改变、上肢麻木、吞咽困难等。

第三节　　骨盆骨折

【概　念】

骨盆的完整性受损称骨盆骨折，骨盆骨折是一种严重的损伤，常合并膀胱尿道、直肠及髂内外动静脉损伤造成大量内出血，因此常有不同程度的休克发生。

【病　因】

骨盆骨折大多由强大暴力挤压或直接撞击所致。

【临床表现】

1. 病史　多有强大暴力导致的外伤史。

2. 症状　局部疼痛，活动受限，骨盆骨折出血量大时，可出现休克症状。

3. 体征　①有时可见耻骨联合、腹股沟及会阴部肿胀，皮下淤血。②骨盆挤压试验、骨盆分离试验阳性。耻骨联合有直接或间接压痛，若合并膀胱、尿道损伤可出现血尿。③肢体长度不对称。

【辅助检查】

X线或CT检查可了解骨折情况。

【护理要点】

1. 术前护理

（1）由于损伤严重，患者恐惧感较重，担心愈合效果不佳，护士应关心体贴病人，做好心理疏导，使病人减轻顾虑，树立战胜疾病的信心。

（2）患者受伤24～48小时内，要严密观察生命体征变化。必要时每30分钟至1小时测量一次，若患者出现面色苍白、出冷汗、末梢循环差、脉细弱、表情淡漠等症状，应立即报告医生，及时给予抗休克护理。

（3）注意观察尿量及颜色的变化，按医嘱给予留置尿管，并保持通畅，定时记录尿液性质、量及颜色情况，如有异常，及时通知医生。

（4）术前常规准备，术区备皮、查血生化、肝功、感染三项、心电图、胸透、备血等。

（5）术前晚给予清洁灌肠，通知病人禁饮食，观察睡眠情况。

2. 术后护理

（1）严密观察生命体征变化，由于手术创伤大、切口长，前、后路手术解剖部位深，术中出血多，术后应严密观察生命体征变化，给予心电监护、吸氧。

（2）观察刀口渗血情况　术后刀口渗血较多，应立即通知医生，及时更换敷料，保持刀口清洁干燥。保持刀口负压引流管通畅，勿扭曲、受压，并妥善固定引流管，观察引流液的颜色、性质和量。准确记录引流量。更换引流袋应严格无菌操作。引流液每日少于

50ml，可以拔除引流管，一般术后48～72小时拔管。

（3）预防压疮，保持床单元清洁干燥，无皱褶，协助病人按摩皮肤受压处，每2～3小时一次。嘱病人主动活动双下肢。

（4）预防便秘，保持病人大便通畅，鼓励病人多饮水，每日2500～3000ml，多吃蔬菜、水果，必要时给予缓泻剂。

（5）预防泌尿系感染 保持导尿管通畅，并观察尿液的颜色、性质和量，每日用0.1%新洁尔灭棉球擦洗会阴部2次，鼓励多饮水，每日2500～3000ml，鼓励病人自解小便，尽量缩短留置导尿管的时间。

（6）指导功能锻炼 通过主动和被动活动，对防治肌肉萎缩，关节强直，预防下肢深静脉血栓有重要意义。术后第二天鼓励病人主动活动四肢，做直腿抬高、旋转踝关节及足背伸屈运动，做双上肢伸展运动，术后6-8周扶拐行走，术后12周逐渐锻炼弃拐负重行走。

第四节 肩关节脱位

【概 述】

肩关节是全身活动范围最大的关节，由于肩盂面积小而浅，肱骨头相对大而圆，周围的韧带较薄弱，关节囊松弛，使肩关节的结构不稳定，容易发生肩关节脱位。

【病 因】

肩关节脱位多由间接暴力所致，当跌倒时手掌撑地，肩关节外展、外旋，使肩关节前方关节囊破裂，肱骨头滑出肩胛盂而脱位。

【临床表现】

1、症状 患肩疼痛，肿胀，功能障碍，病人不敢活动肩关节。

2、体征 三角肌塌陷，肩部失去正常外形，或方肩畸形，关节盂空虚，在关节盂外可触及肱骨头。搭肩试验阳性，即患侧手掌搭于健侧肩部时，肘部不能紧贴胸壁，如果肘部紧贴胸壁，患侧手掌无法搭于健侧肩部，在正常情况下可以做到。

【辅助检查】

X线检查能明确脱位的类型及有无合并骨折。

【护理要点】

1. 非手术部位固定的护理

（1）做好心理护理　患者由于疼痛难忍，对手法复位有恐惧感，针对患者的心态，护士应详细讲解手法复位的有关知识，说明手法复位的方法及效果，消除其恐惧焦虑心理，增强信心，使患者主动配合治疗。

（2）复位　一般在局麻下行手法复位，减轻病人的疼痛感。

（3）固定　复位后将关节固定于内收、内旋位，屈肘90°，患侧腋下置一棉垫，前臂用三角巾悬吊固定4周，并保持三角巾固定松紧适宜，病人备感舒适。

（4）功能锻炼　固定期间主动活动患腕及肘关节，做握拳动作，解除固定后，鼓励病人主动进行肩关节各方向活动的锻炼，防止关节粘连。

2. 手术复位内固定的护理

（1）术前护理

①做好心理护理，消除患者对手术的紧张及恐惧感，更好地配合手术。

②术前常规检查，如血常规、出凝射血时间、肝肾功能、心电图及胸透。

③备皮：术前充分的皮肤准备是预防感染的重要途径之一，备皮时应注意勿损伤皮肤。

④术前禁饮食6小时。

（2）术后护理

①观察生命体征变化，根据臂丛麻醉后护理常规，嘱病人禁饮食4小时，如无恶心、呕吐，可进半流质饮食，如鸡蛋汤、稀饭。

②观察刀口渗血及肢端血运，刀口渗血较多，易引起感染，通知医生及时给予更换，保持刀口敷料清洁、干燥。观察患肢端肢体有无肿胀、感觉、活动异常情况，如有不适及时报告医生。

③嘱病人进食高热量、高蛋白、高维生素，禁食辛辣刺激性食物。

第五节 颈椎齿状突骨折

【概 念】

齿状突骨折是一种严重的上颈椎损伤。

【病 因】

多因弯腰工作时砸伤和高处坠落等损伤。

【临床表现】

颈部疼痛、头痛、颈椎活动受限、四肢麻木无力。

【辅助检查】

X 线、CT 和 MRI 可明确诊断骨折部位。

【护理要点】

1. 术前护理

（1）心理护理

患者因住院、卧床时间较长，颈椎手术节段高，风险性大，有悲观、恐惧心理，术前护士应与病人沟通，介绍手术的必要性，介绍科主任和主管医生的丰富临床经验和手术成功的病例，增强战胜疾病的信心。

（2）常规护理

①术前指导患者进行气管推移训练，每次 20～30 分钟，一日 3～4 次，气管推移方法：将食、中指插入血管鞘和内脏鞘之间，手指抵达椎体前缘，将气管推移到对侧，反复训练以减轻术后因术中牵拉所造成的咽喉部不适症状。

②备皮。

③入院后常规行颅骨牵引，做好颅骨牵引的护理。

2. 术后护理

（1）密切观察患者生命体征变化，如出现头痛、血压升高、四肢感觉异常、大小便不通、吞咽困难等，说明有脊髓神经根受压，应立即报告主管医师处理。

（2）观察有无喉返神经损伤症状，如病人出现声音嘶哑、饮水呛咳等现象，应立即报告主管医师给予处理。

（3）注意切口有无渗血及血肿，保持切口敷料清洁及干燥，及时更换无菌敷料，适当应用抗生素，预防伤口感染。

（4）预防压疮发生　病人长期卧床，肢体活动不同程度受限，皮肤感觉障碍及营养不良，即使受压时间不长，也可出现压疮，应每 2～3 小时协助翻身一次，保持床铺清洁、干燥、平整，增强营养，增加机体抵抗力。

（5）预防泌尿系感染　嘱病人多饮水，每日 2500～3000ml，尿道口用 0.1%新苯扎氯铵棉球每日擦洗 2 次，每天更换尿袋，要严格执行无菌操作，术后尽量缩短留置导尿管的时间，鼓励病人自解小便。

（6）功能锻炼　病人术后次日，即可行四肢各关节主动、被动伸屈运动，以后逐渐增加幅度和次数。四肢功能障碍者应指导家属帮助其被动运动各个关节，给予肌肉按摩，促进血液循环，以防关节僵硬及肌肉萎缩。

第六节　骨折并脂肪栓塞综合征

【概　念】

脂肪栓塞综合征是骨折后脂肪滴由骨髓腔中释出进入破裂的静脉窦内，随血液进入肺、脑、肾等器官引起栓塞，以进行性低氧血症，皮下出血点，意识障碍为特征的临床综合征。

【病　因】

掌骨骨折及多发骨折后骨髓或软组织局部的游离脂肪滴释出进入破裂的静脉窦内，随血液循环进入肺、脑、肾等器官引起栓塞。

【临床表现】

脑脂肪栓塞表现为意识障碍、瞳孔改变、肌肉抽搐等，肺脂肪栓塞表现为烦躁不安、呼吸困难、咳嗽、发绀、心率快、血压降低等。肢体脂肪栓塞表现为肢体苍白、冰冷和麻木。皮肤黏膜出血点发生时间为伤（术）后 24～96 小时。出血点出现常见部位包括结膜，眼底、前胸、颈部、肩部、上臂、上腹部，其中胸部最常见。出血点一般 2～5 天消退。

【辅助检查】

1. 血沉加快　在 30mm/h 以上，最高达 70mm/h。

2. 动脉氧分压下降　P_aO_2<8kpa。

3. 血红蛋白下降。

4. 血中游离脂脉球　冰冻切片和镜检游离脂脉球为阳性。

【护理要点】

1. 一经确诊，应及时转入监护病房或重病房。

2. 安置病人于半坐位，以利呼吸。

3. 呼吸支持及氧疗的护理　早期纠正低氧血症，给予高流量、高浓度面罩吸氧，必要时行气管切开术，用呼吸机辅助呼吸，保持呼吸道通畅，供给充足的氧，使血氧饱和度维持在 95%左右。

4. 严密监测生命体征和血气分析　密切观察病人的意识、瞳孔、体温、脉搏、呼吸、血压、血氧饱和度的变化，每日或隔日行血气、血生化监测。根据监测结果，调整治疗方案。

5. 全身支持治疗

（1）控制液体输入量，防止酸碱平衡失调。输注晶体液时速度不宜过快，以免加重脑、肺水肿。

（2）给予足够的能量及营养，静脉输入能量液，脂肪乳、氨基酸等。

（3）昏迷者给予鼻饲。

6. 预防压疮的发生　应用海绵垫床，每 2～3 小时翻身一次，保持床铺清洁、干燥、平整，增加营养，增强机体抵抗力。

7. 预防泌尿系感染　持续导尿的病人每日二次用 0.1%新结尔灭棉球擦洗会阴部，用 $N_3$500ml+丁卡 0.2 膀胱冲洗。

8. 抬高患肢，有利于静脉回流，观察患肢的颜色、温度、疼痛、肿胀等情况，嘱病人多做患肢主动伸屈运动，促进血液循环，预防深静脉血栓形成。

9. 预防刀口感染　观察体温变化，保持刀口敷料清洁干燥，如渗血较多，通知医生给予更换，保持负压、引流通畅，观察引流液的色、量和性质。

第七节　急性化脓性骨髓炎

【病　因】

（1）小儿长骨干骺端的易感性：因干骺端血管网丰富，血流缓慢，细菌易于沉积。

（2）全身性疾病、营养不良致儿童抵抗力降低。

（3）多为继发感染，如疖、扁桃体炎、咽喉炎和中耳炎。

【临床表现】

（1）发病急，早期出现高热、寒战、脉快、头痛、食欲减退等全身中毒症状。

（2）患处持续剧痛及深压痛，活动受限。

（3）脓液穿破皮肤可形成窦道。

（4）早期即出现血白细胞增多，血纽菌培养呈阳性。

（5）局部穿刺，可在骨膜下或骨质内抽出浑浊液。

(6)X 线检查 2～3 周后可见骨破坏征象及骨膜反应。

【治疗措施】

（1）加强支持疗法。

（2）早期停用大剂量有效抗生素。

（3）患肢制动，可达到止痛及防止关节挛缩畸形及病理性骨折的目的。

（4）尽早行开窗引流术。

【观察与护理】

（1）一般护理：卧床休息，做好皮肤护理，加强营养。

（2）病情观察：观察生命体征及神志变化，观察伤口引流情况，注意大剂量用药的毒副作用。

（3）高热病人及时物理降温，预防惊厥、谵妄等中枢神经系统症状。

（4）患肢制动以减轻疼痛，利用石膏托或牵引固定患肢于功能位。

（5）合理使用抗生素：现配现用，注意配伍禁忌，观察过敏反应。

（6）开窗引流者，做好引流管持续冲洗及负压引流的护理，保持引流通畅，定时滴入抗生素，保持敷料干燥。

（7）急性炎症控制后，指导病人进行功能锻炼，防止肌肉萎缩。

（8）炎症消退后，有足够骨痂，方可下床活动。

第八节　慢性骨髓炎

【病　因】

多由急性化脓性骨髓炎演变而来。

【临床表现】

（1）典型症状是多发性窦道，并有脓液排出。

（2）反复发作的低热，局部红、肿、痛，患肢肿胀。

（3）患肢肌肉萎缩，病灶局部变粗，骨骼软骨生长活跃至患肢增长。

（4）慢性病容，消瘦，贫血等。

【治疗措施】

手术清除病灶，闭式冲洗、负压引流。

【观察与护理】

（1）一般护理：注意预防三大并发症，如坠积性肺炎、泌尿系感染、褥疮。

（2）补充营养：鼓励病人多吃高蛋白、高热量、高维生素易消化食物，必要时给予静脉高营养输入，输入新鲜血液纠正贫血。

（3）术后做好引流、持续切口冲洗的护理。

（4）合理应用抗生素。

（5）指导患者实施康复锻炼，防止进行性肌肉萎缩、关节僵硬及其他并发症。

第九节 腰椎间盘突出症护理

【病　因】

椎间盘变性，纤维环破裂，髓核突出刺激或压迫神经根、马尾神经所致。

【临床表现】

（1）腰痛－下腰感应痛。

（2）坐骨神经痛-呈放射性痛。

（3）马尾神经受压，大小便障碍。

（4）直腿抬高试验呈阳性。

【治疗措施】

（1）非手术治疗，80%病人可经非手术疗法缓解。主要适用于年轻、初次发作或病程较短者：①绝对卧床休息；②采用骨盆牵引；③理疗和推拿按摩；④髓核化学溶解法。

（2）手术治疗：须严格手术指征。手术方法：开窗髓核摘除术：椎板减压术。

【观察与护理】

（1）注意骨盆牵引的重量，床尾抬高 30°，以增加反牵引力。

（2）密切观察切口渗血渗液情况，以防大出血和脑脊液漏。

（3）术前训练床上大小便，以免术后平卧不习惯而影响大小便的排出。

（4）做好预防褥疮的护理，平卧 12h 后，观察背部皮肤受压情况。

（5）做好心理护理，多与病人交谈，解除病人紧张情绪，减少顾虑，增强战胜疾病信心。

（6）术后一周开始腰背部锻炼，提高腰背肌力，增强脊柱稳定性。直腿抬高练习防止神经根粘连。

第十节　骨肿瘤护理

【病　因】

骨肿瘤可分为原发和转移两种。前者来自骨骼系统，分良性和恶性。后者为其他器官肿瘤，通过血循环转移到骨骼。

【临床表现】

（1）良性肿瘤生长缓慢，疼痛轻微或不痛，易发生病理性骨折。

（2）恶性肿瘤发展快速，肿块界限不清，质地较硬，皮温高疼痛剧烈，易转移。

【治疗措施】

（1）肿瘤单纯性切除，刮除植骨术。

（2）恶性肿瘤行高位截肢，根据肿瘤性质和种类配合化疗或放疗。

【观察与护理】

（1）给病人以安慰，消除恐惧，使病人情绪稳定、乐观地对待疾病和人生。

（2）有效地控制疼痛，做好 WHO 癌症处推荐的三梯止痛疗法。

（3）了解麻醉和手术情况，观察生命体征变化。

（4）观察患肢局部及伤口渗血、引流情况。抬高患肢置功能位。

（5）做好残肢护理，大腿截肢要防止髋关节屈曲外展挛缩。小腿截肢要避免关节屈曲挛缩。

（6）指导病人学会拐杖的使用，进行手臂拉力锻炼。

（7）骶骨肿瘤、半盆切除，髋关节离断术，手术创伤大，出血较多要密切观察病情变化。

（8）做好预防褥疮护理，俯卧、侧卧交替，避免压迫骶部伤口。

第十一节 骨、关节结核护理

【病　因】

骨、关节结核大多数继发于肺结核。好发于青少年，多为慢性进行性病程。轻微外伤和机体抵抗力下降常常是发病的诱因。

【临床表现】

（1）结核病活动期常有低热、消瘦、盗汗、食欲不振、贫血等。

（2）局部症状为疼痛、肿胀、功能障碍、肌肉萎缩、关节畸形、慢性脓肿。

【治疗措施】

（1）卧床休息，加强营养，增强体质。

（2）抗结核药物治疗。

（3）局部固定，根据不同情况选用石膏托、石膏床或皮牵引。

（4）手术治疗：病灶清除、植骨。

【观察与护理】

（1）观察全身和局部情况，了解病情变化。

（2）观察抗结核药物的反应，如有眩晕、耳鸣、听力下降等应立即停药，换用其他药。

（3）及时做好心理护理，消除消极的心理障碍，积极配合治疗。

（4）石膏固定或牵引者按石膏包扎或牵引护理。

（5）髋关节手术患者应早期活动，预防关节粘连。

（6）腰椎结核术后，要观察下肢感觉、运动及排泄情况。发生腹胀，必要时热敷，肛管排气及灌肠等。做好预防褥疮护理。

（7）合并截瘫者，应按截瘫护理常规护理。

第十二节 颈椎病护理

【病　因】

（1）颈椎间盘退行性变，脊髓、神经、血管受到刺激和压迫。

（2）颈部急慢性损伤诱发颈椎病。

（3）颈椎管狭窄。

【临床表现】

（1）神经根型：表现为颈肩痛，上肢肌力下降。牵拉试验、压痕试验阳性。

（2）脊髓型：四肢乏力，行走持物不稳。

（3）椎动脉型：表现为眩晕、头痛、视觉下降。

【治疗措施】

（1）非手术治疗：①颌枕带牵引；②颈托和围领；③推拿按摩和理疗。

（2）手术治疗：采用颈椎前路摘除椎间盘。

【观察与护理】

（1）询问病史，观察颈部及四肢活动情况。

（2）在牵引的过程中观察牵引的姿势位置及牵引的重量是否合适。病人若有头晕、恶心、心悸等症状要停止牵引。

（3）做好心理护理，解除病人对手术恐惧的心理，积极配合治疗。

（4）了解手术全过程，做好全麻后护理，密切观察生命体征变化。

（5）观察伤口渗血情况，用沙袋固定好颈部两侧，保持呼吸道通畅。床边备气管切开包，吸氧。心电监护。

（6）观察颈部及肢体活动情况。了解肌张力，感觉运动是否改善。

（7）做好出院指导。如何使用颈托和颈围对颈部的保护及颈部四肢的肌力锻炼。

（8）定期来院复查。

第十三节 手外伤护理

【病 因】

手是主要劳动器官，受伤机会多，根据受伤部位程度不同，有指端创伤、切割伤、挤压伤、皮肤撕脱伤。

【临床表现】

（1）轻度：手指及皮下血肿，皮肤裂伤。

（2）重度：累及皮肤、皮下脂肪、肌腱、神经、血管、骨骼和内在肌；组织可发生缺血、水肿、坏死、液化；晚期形成疤痕及挛缩。

【治疗措施】

（1）现场急救，防止继发损伤。

（2）早期彻底清创，掌握好处理原则。伤后6～8h内进行。

【观察与护理】

（1）密切观察指端血循环及皮肤的颜色、温度、弹性。

（2）保持手部功能位，即腕关节背伸30°，手指关节屈曲45°，指关节稍屈和拇指对掌位。

（3）让病人取舒适卧位，用枕头或支架将伤手垫起抬高，略高于心脏水平，促进静脉和淋巴回流，减轻肢体肿胀。

（4）病人坐位或立位时，将患肢悬吊于胸前。

（5）观察疼痛性质，及时对症处理，解除病人痛苦。

（6）加强心理护理，稳定病人情绪，增强病人安全感。

（7）指导患者手部功能锻炼，握拳、屈伸手指、腕部和旋转。防止关节僵硬，肌肉萎缩、肌腱挛缩。

第十四节　手外伤

【概　述】

手外伤临床多见，处理是否及时和正确，关系到病人的生活、工作和学习能力。医护人员应高度重视手外伤的治疗及护理。

【损伤原因】

1. 刺伤　多由钉、针、尖锐物、小玻璃等所致。伤口小而深，异物留存或致组织感染。

2. 锐器伤　多因工作、生活中的刀具、玻璃等切割所致。伤口较整齐，深浅不一，可造成神经、肌腱和血管的损伤或断裂。

3. 钝器伤　如钝性重物或高度旋转的叶片等可引起组织挫伤和损伤。包括皮肤裂伤、撕脱，肌腱、神经损伤和骨折，重者全手或手指毁损。

4. 挤压伤　多为生物、机器等挤压所引起，如皮肤撕脱、骨折和关节脱位等。

5. 火器伤　烟花、爆竹、炸药爆炸等引起。伤口不规则、范围广、污染重、坏死组织多，可有组织缺损和骨折。

【检　查】

手外伤的同时往往合并全身其他部位的损伤，检查手时应加以注意。局部应进行以下检查。

1. 创口的检查　观察伤口的部位、大小、深浅及皮肤缺损情况，创口深部组织，包括神经血管，肌腱、骨和关节等损伤情况。若疑有骨折或脱位，应行 X 线检查。

2. 血管损伤的检查　注意桡动脉与桡动脉搏动是否减弱或消失，观察手指末梢循环情况。

3. 肌腱检查

（1）拇长屈肌腱断裂　固定拇指关节，指间关节不能主动屈曲。

（2）指深屈肌腱断裂　当固定患指中节，远侧指间关节不能动屈曲。

（3）指浅屈肌腱断裂　除患指外，将其他三个手指固定于伸直位，让病人屈患指，近侧指间关节不能自主屈曲。

（4）指浅、指深屈肌腱同时断裂　用上述两种方法检查，患指各关节均不能作自主屈曲运动。

（5）伸肌腱断裂　伸肌腱在手掌背部断裂时，掌指关节不能伸直。伸肌腱中央束断裂时，其近侧指间关节丧失主动伸直能力，而远侧指间关节仍能主动伸直。两侧腱束断裂时，则远侧指间关节不能主动伸直。

4. 神经损伤的检查　X 线结合 CT 检查，明确局部神经损伤的程度。

5. 骨与关节损伤的检查　凡考虑骨与关节损伤的，均应X线检查，明确损伤部位，类型及移位等情况。

【处理原则】

1. 急救处理　现场急救包括止血、减少伤口污染，防止再损伤和迅速转送，以争取时间早期治疗。若发生骨折，应予临时固定。

2. 早期清创　对开放性损伤，要求在严格的无菌条件下，争取在伤后6～8小时内进行清创，以减少感染的机会。超过12小时，发生感染可能性增加。

3. 刷洗伤肢　范围只限于伤肢正常皮肤，创口内不刷洗。若创口内污染严重或有异物，可用棉球或纱布轻擦创面。创口内用0.1%新苯扎氯铵液或双氧水冲洗。刷洗完毕擦干。常规用碘酊、酒精消毒皮肤。

4. 创口处理　若创面污染严重，受伤时间超过12小时，或者修复技术有困难，可只行清创，闭合伤口，二期手术修复深部组织。对已失去活动的皮肤应切除，尽量保留健康皮肤。清创完毕，伤口内用生理盐水冲洗，并用0.1%新苯扎氯铵液浸润3～5分钟，若受伤时间较长，或疑有厌氧菌感染，可用3%过氧化氢溶液浸泡数分钟，再用生理盐水冲洗。创口无明显皮肤缺损者，采用单纯缝合。

5. 术后处理　术后用石膏将手固定于功能位，指端外露，便于观察患肢血液循环、感觉及运动情况。抬高患肢于心脏水平，减轻肢体肿胀。加强患肢功能锻炼。

第十五节　游离足趾移植拇指再造术

【概　念】

利用显微外科技术吻合血管神经，取自体足趾移植再造拇指皮，以恢复手的功能和外形。

【病　因】

爆炸伤、人畜咬伤、切割伤等。

【临床表现】

拇指缺损分Ⅵ度，手指缺损分Ⅵ度。

【辅助检查】

X 线片可显示骨质缺损情况，血常规可了解患者失血情况，出凝血时间可了解患者凝血状态。年龄超过 50 岁，需要查心电图、胸透，了解患者是否能耐受手术。

【护理要点】

1. 术前护理

（1）做好心理护理，讲明手术的意义及注意事项，取得病人合作。

（2）术前要详细检查心、肺、肝、肾等主要脏器功能，能否适应长时间的复杂手术和麻醉。

（3）进行高热量、高蛋白、高维生素饮食，避免辛辣刺激性食物。

（4）备皮　术前 3 日用 0.1%新苯扎氯铵溶液浸泡足部每日 2 次，检查足趾有无红肿及发炎，发现异常及时通知医生。术前 1 日备皮，进行清洁并无菌包扎。

（5）按医嘱术前 3 日应用抗生素，减少手术感染。

（6）了解移植足趾的血管情况。应用多普勒探测仪了解血管的弹性及有无静脉炎和血管性疾病。

（7）保持室内空气清洁，每日紫外线照射，室温维持在 22～25℃。备齐显微外科常用物品。急救药品及器械等。

2. 术后护理

（1）严密观察体温、脉搏、血压的变化，因手术时间长、出血多，及时补充血容量。

（2）取平卧位，局部制动。移植再造肢体抬高 20°～30° 使患肢平行或略高于心脏水平，保持功能位。避免肢体扭曲和受压而影响血液循环。

（3）绝对卧床休息 2 周。

（4）患肢保暖。为了防止血管痉挛应注意保温。肢体下面铺设防电褥。红外线持续照射患肢 2 周，灯距 30～40cm。保持室温 25℃左右。

（5）严密观察移植、再造指颜色、温度、肿胀及毛细血管反应，每小时观察记录 1

次，发现危象和血液循环障碍，及时通知医生处理。

①再造指应肤色红润，指腹丰满而有弹性，毛细血管充盈好，皮温比健侧高 1～2℃。如皮肤呈紫色，说明静脉回流受阻。如皮肤苍白，皮温低，则为动脉供血障碍。观察并记录皮肤改变，如出现变淡、苍白、暗红、紫红、紫黑色，通知医生及时处理。

②进行再造指与健指皮肤温差对照。每小时测试 1 次，连续 3 日后改为每 3 小时测试 1 次，连续 3 日后改为每 6 小时测 1 次术后 24 小时内再造指温度低于健侧 0.5～1℃，24 小时后应与健侧相同。

③术后再造指轻度肿胀，若静脉回流障碍，则肿胀加剧，若动脉供血不足，可干瘪，甚至干性坏死。

（6）按医嘱应用抗凝药物和扩张血管药物以改善局部微循环。增加血容量。

（7）预防感染。严格无菌操作，及时换药，保持刀口干燥。全面选用有效抗生素。

（8）做好疼痛处理。疼痛使交感神经兴奋，引起血管痉挛。为了防止疼痛，术后可用镇痛泵持续止痛 2～3 日。也可选用杜冷丁肌肉注射。

第十六节　断肢（指）再植术

【概　念】

断肢（指）再植，是把完全和不完全离断的肢体重新接回原位，通过显微外科手术恢复血液循环和功能的手术。

【病　因】

切割性离断、碾轧性离断、挤压性离断、炸伤性离断等。

【临床表现】

离断肢体丧失血运、皮温低、颜色苍白、毛细血管反应消失，常有神经、血管、肌腱从近端抽出，创面多有污染。缺血时间长时可出现瘀斑。肢体残端常有活动性出血，骨质外露。断肢患者常伴有失血性休克。

【辅助检查】

X 光片可显示骨质损伤情况。血常规检查可了解患者失血情况及有无感染、凝血四项、检查可了解患者凝血状态，年龄超过 50 岁者，可查心电图及胸透了解是否耐受手术。

【护理要点】

1. 术前护理

（1）做思想工作，取得病人合作。防止病人躁动，以免血管痉挛及断肢（指）移位。

（2）断指（肢）的急救与保存　断肢（指）伤口内血管回缩，很快会有血栓形成，近端应用清洁敷料或布类加压包扎，最好用绷带包扎时要用力防止出血。离断肢体设法冷藏保存，切忌浸泡在任何液体中，冷藏时避免冰块直接接触，以免冻伤。

（3）手术区备皮。

（4）断肢（指）病人出血较多，长时间易导致血容量不足，术前遵医嘱静滴抗生素及补液治疗。

（5）做术前准备工作，术前 30 分钟肌注安定、阿托品等，预防手术中出血较多的病人，遵医嘱给预备血，必要时术前导尿，留置尿管。

2. 术后护理

（1）去枕平卧 6 小时，禁饮食 6 小时。

（2）设单人房间。室温 20～25℃之间，湿度 50%～60%，适当通风。室内应严格消毒，避免造成手术感染。

（3）取平卧位。断肢（指）肢体与心脏平行或稍高于心脏 5°～10°，不宜过高或过低。过度抬高可影响动脉血液供应，过低可使静脉或淋巴回流受阻。应用抗凝药物的病人应绝对卧床休息 2 周。

（4）给予高热量与含维生素 C、维生素 D 较多的食物，有利于骨折愈合和肢体功能的恢复。每日热量维持在 1.3mj 以上。

（5）注意石膏的护理　保持石膏的制动位置，加强个人卫生。

（6）做好断肢（指）局部的观察及护理。

①测量患者皮温并与健侧对照，每小时 1 次并记录。术后初期温度高于健侧 1～2℃，

后期低于健侧 1～2℃，均属正常。如果患肢低于健侧 5℃以上或接近室温，应立即通知医生紧急处理。

②观察患肢（指）肿胀情况。一般术后肢体有轻度肿胀，如果静脉回流障碍，肿胀加重，肢体干瘪，皮肤出现皱褶，可能是动脉供血不足，应严密观察。

③注意肢（指）体血液循环情况及颜色变化。静脉血回流不良，肢体颜色变紫色；动脉血液供应不足，肢体颜色苍白。应及时观察记录，以便对照。

④观察毛细血管反应。用手指按压甲床后迅速松开，可见颜色很快恢复，说明动脉供血良好，毛细血管反应好。反之，毛细血管反应差，可局部加温扩张周围小血管或向心按摩。

⑤观察局部渗血情况。用无菌大纱布覆盖，敷料及时更换。用抗凝治疗和滴血疗法时，应特别注意渗血情况。如出血过多，应及时通知医生，必要时输血，避免失血过多造成休克，术后 1 周应严密观察。

⑥断肢（指）注意保暖。局部用皮垫垫起，肢体覆盖无菌纱布，保持清洁并起保温作用；持续红外线等照射，灯距 30～40cm，照射 2 周；冬天可用电热器，维持室温在 25℃左右。

（7）严密观察血压变化，每 30 分钟测量一次。

（8）观察有无肾功能衰竭情况，如多尿、少尿、无尿、血尿等，记录每日尿量、测量尿比重、尿的酸碱度并抽血查尿素氮。

（9）每日用低分子葡萄糖酐 500～1000ml 静脉滴注，连续用 7—10 日，以降低血液黏稠度，防止红细胞聚集。严防血栓形成，并应用罂粟碱和 654-2 交替应用，每 6 小时一次。应用以上药物应注意出血倾向。

（10）止痛，以免疼痛引起血管痉挛。可选用杜冷丁 50mg 肌肉注射。

（11）预防感染。保持病室空气新鲜，定时开窗，每日用紫外线照射 2 次。严格消毒隔离，严格遵守无菌操作规程，根据病情选用有效抗生素，以保手术成功。

（12）去除易引起血管痉挛的一切因素，如吸烟、疼痛、便秘等。预防血管危象及并发症的发生。

第十七节 拇指与手指再造术

【概 念】

利用显微外科技术吻合血管神经，取自体组织（足趾、拇甲瓣、髂骨等）移植再造拇指或手指，以恢复手的功能和外形。

【病 因】

切割伤、人畜咬伤、爆炸伤、先天畸形等。

【临床表现】

拇指缺损为Ⅵ度，手指缺损为Ⅵ度。

【辅助检查】

X线片可显示骨质缺损情况，血常规检查可了解患者失血情况，凝血四项检查可了解患者凝血状态。多普勒测听可了解患者血管情况。50岁以上者需查心电图、胸透、了解患者能否耐受手术。

【护理要点】

1. 术前护理

（1）心理护理　由于手术风险大，手术时间长，术后监测时间长，术前病人常有精神压力。将会影响手术；术后的不良情绪，将会造成血管痉挛，发生血管危象，结合病人情况，有针对性地进行健康宣教，如同类手术的处于恢复期的病人现身说教，能增强病人树立战胜疾病的信心。

（2）术前要详细检查心、肝、肺、肾等主要脏器的功能，可否适应长时间的复杂手术和麻醉。

（3）供区情况检查

①供区皮肤有无炎症，皮癣和瘢痕。

②动脉搏动及静脉充盈情况，避免进行供区血管的穿刺、输液等操作。

2.术后护理

（1）观察血运变化的几个重点部位

①再造拇指观察　第二足趾踇瓣、踇趾内侧皮瓣、踇趾的舌形瓣、第二足趾趾甲瓣。

②再造手术观察。

（2）体位及患肢位置　绝对卧床 7～10 天，禁止患侧卧位，抬高患肢略高于心脏 20-30°。

（3）复温和保温　保持室温 20-25℃，湿度 50%～60%，持续灯烤（60W），保持灯距在 40～60cm，使患肢温度保持在 37℃左右。

（4）预防交叉感染　注意切口渗血，渗液的颜色、量、性质有无异味等记录，保持无菌敷料清洁、干燥并及时更换，常规术后 1、3、7 天各换药一次。加强基础护理，预防交叉感染。

（5）注意石膏的护理　保持石膏的制动位置，加强个人卫生。

（6）病情观察

①密切观察生命体征的变化　神志 T、P、R、BP、尿量等，使其在正常范围，注意刀口渗血、渗液情况。

②密切观察再植手指颜色、温度、组织张力、毛细血管反应时间、针刺和小刀口放血情况。

③密切观察术后抗凝药物的不良反应　皮肤及黏膜有无出血点、瘀斑、鼻衄，伤口处有无异常出血等，定期检查血常规、凝血四项是否有异常，及时调整用药剂量。

（7）去除易引起血管痉挛的一切因素，如吸烟、疼痛、便秘等。预防血管危象及并发症的发生。

第十八节　带蒂皮瓣转移术

【概　念】

皮瓣是带有皮下组织和脂肪的皮肤，移植时必须有一部分与供皮区相连，相连皮肤称为蒂。皮瓣移植后暂时由蒂部血运供给营养，使受皮的创面血管长入皮瓣。建立新的血运后，再将蒂部断开完成皮瓣移植。

【病 因】

外伤是引起皮肤缺损的主要原因，如肢体创面深部组织外露，拇指脱套伤、游离植皮、手指再造等适用于带蒂皮瓣转移术。

【临床表现】

皮瓣受区一般有骨骼、肌腱、血管、神经外露。

【辅助检查】

X 片可显示骨质缺损情况，血常规检查可了解患者失血情况，凝血四项检查可了解患者凝血状态，多普勒测听可了解患者血管情况。50 岁以上患者需做心电图及胸透、了解患者是否耐受手术。

【护理要点】

1. 术前护理

（1）皮肤准备　备皮范围包括供皮区和受皮区及取皮区。检查供区皮肤有无炎症、皮癣和疤痕以及动脉搏动、静脉充盈情况。动脉用超声多普勒测听，以便准确了解动脉走向。

（2）让病人了解手术方法、目的和手术持续时间及手术后体位等，使病人有思想准备，积极配合手术。

2. 术后准备

（1）密切观察生命体征变化　神志 T、P、R、BR、尿量等，使其在正常范围内。

（2）体位及患肢位置　术后 7～10 天内需保持平卧并以皮瓣不受压为宜，抬高皮瓣供区的肢体 20°～30°，以利于静脉和淋巴回流，皮瓣转移缝合后，患肢下面可垫薄枕，以防止患肢下坠、变位引起的疼痛及牵拉皮瓣影响血液循环。

（3）皮瓣的血运观察　术后 3～5 天内，每天观察 4～7 次，观察项目有颜色、皮温、皮瓣张力、毛细血管反应时间，针刺或小刀口放血试验。正常情况下，术后 2～3 天内，皮瓣轻度水肿，压之变白，松开立即变红。当出现皮色苍白、皮温降低、皮瓣张力稍低、毛细血管反应时间延长，针刺出血不活跃等表现时，提示动脉供血不足，当出现皮色呈紫红或紫黑，皮温增高，皮瓣肿胀严重，有张力性水泡，毛细血管反应时间增快，针刺有暗红色血液流出或出血活跃等表现时，提示静脉回流受阻，这时须行以下处理。

①皮瓣发绀、充血严重，应及时处理。观察蒂部有无扭转、受压。如果渗血，可松解敷料和纠正不适当的固定或拆去几根缝线，以减少对皮瓣的压力，如为静脉回流不畅，可做小切口引流瘀血。

②动脉痉挛　使用血管扩张剂。如罂粟碱，低分子葡萄糖酐复方丹参等。

（4）皮瓣的感觉恢复观察　术后皮瓣存在感觉缺失，恢复时间较长，恢复顺序为痛觉、触觉、温度觉，温度觉恢复大约要术后 1 年以上，因此，在感觉恢复之前要注意防止创伤，特别要防止烫伤和冻伤。

（5）密切观察术后抗凝药物的不良反应　皮肤及黏膜有无出血点，瘀斑、鼻衄，伤口处有无异常出血等。定期检查血常规及凝血四项是否有异常，及时调整用药剂量。

第十九节　肌腱损伤

【概　念】

由各种原因引起的手部伸屈肌腱损伤而影响手的正常功能。

【病　因】

刀割伤、挤压伤、撕脱伤、爆炸伤、肌腱粘连等。

【临床表现】

屈肌腱断裂时，受伤指远侧指间关节不能主动屈曲；指浅屈肌腱断裂时，固定手指于完全伸直位，伤指不能主动屈曲近侧指间关节；指浅、深屈肌腱断裂时，手指于伸直位，不能主动屈曲近指关节。伸肌腱于止点处至近侧指间关节之间断裂时，不能主动伸直远侧指间关节，槌状指畸形；指伸肌腱断裂发生在掌指关节至近侧指间关节间，表现为主动伸直近侧指间关节动作消失，掌指关节仍可主动伸直。掌指关节伸肌腱帽或伸腱扩张部断裂，该关节运动伸直受限或消失，在腕部或前臂部的伸肌腱损伤表现为损伤指不能伸直、伸腕力量减弱。

【辅助检查】

B超对肌腱自发性断裂的诊断有一定的帮助。CT和MRI可用于肌腱的连续性及其与周围组织的关系的判断。X片可了解骨关节损伤情况。

【护理要点】

1.术前护理

（1）术前8小时禁食、6小时禁饮，防止胃内容物上溢误入气管导致窒息。

（2）术前常规抽血化验血常规、凝血四项、肝功、心电图及胸透，是否适应手术。预计术中输血的病人，术前抽血查血型、感染三项，备血等。

（3）手术区备皮，以防刀口感染。

（4）术前遵医嘱静滴抗生素，预防感染。

（5）术前30分钟肌注镇静及抑制腺体分泌的药物，增强麻醉效果，以利于手术。

（6）必要时术前插尿管，适宜于手术时间过长、硬膜外麻醉及全麻的病人。

（7）术前应做好手术区皮肤的清洁，剪指/趾甲，穿好病人服，佩戴各种首饰，不要化妆。

2.术后护理

（1）去枕平卧6小时，禁饮食6小时。

（2）观察刀口渗血、渗液的颜色、质量、性质、有无异味等并准确记录，保持刀口敷料清洁干燥并及时更换，加强基础护理，预防交叉感染。

（3）注意石膏的护理，保持石膏清洁、干燥，注意观察患肢远端血循环及知觉变化，注意有无固定性疼痛、发麻、发凉、颜色苍白或发绀是立即报告医生处理。

（4）患肢制动，略抬高于心脏水平，与水平夹角为20°～30°。

（5）密切观察生命体征的变化，神志、T、P、R、BR及尿量等，使其在正常范围内。

（6）鼓励患者做石膏内肌肉收缩运动，并活动其未固定的关节，病情许可鼓励其下床活动，以防肌肉萎缩和关节僵硬。4周后去除外固定，可逐渐增加锻炼强度，由主动功能锻炼转变为主被动结合功能锻炼，再至被动功能锻炼，进行关节活动度练习，肌腱活动度练习及肌力练习。如功能恢复不能满足日常生活需要，则考虑术后 3 个月实施肌腱松解手术。

第二十节　周围神经损伤

【概　念】

各种原因引起的周围神经损伤而影响四肢的正常功能。

【病　因】

刀割伤、牵拉伤、压迫伤、电灼伤等。

【临床表现】

1. 功能障碍　若神经完全损伤，该神经的单一分布区感觉完全消失；若神经不完全损伤或神经修复的再生过程，则该神经单一分布区有感觉过敏现象。

2. 主动运动功能障碍　周围神经损伤后，其所支配的肌肉瘫痪，肌张力消失瘫痪肌肉与相拮抗的肌肉之间失去平衡，出现固定的畸形。

3. 自主神经功能障碍　受损神经分布的皮肤出现皮温升高，色泽潮红、无汗、干燥，后期皮肤萎缩、指腹扁平、指纹消失、光滑发亮、指甲增厚出现纵行的山脊，X 平片可见骨质疏松变化。

4. 急性神经痛　神经损伤后出现的一组临床综合征。性质为难以忍受的烧灼性疼痛。伴有抽搐刀割性痛、胀痛或捻挫样痛。往往超出损伤神经分布区域。受累皮肤可出现血管扩张及不正常的毛发生长。

【协助检查】

神经电生理检查可明确神经损伤的范围、节段及恢复情况。

一、臂丛神经损伤

【病　因】

为外力过度牵引引起。常见的病因有交通事故中的肩部对撞伤以及皮带轮牵拉伤、压砸伤、切割伤、产伤、手术误伤、药物性损伤等。

【临床表现】

（1）上臂丛神经损伤　主要表现为肩关节不能外展与上举、肘关节不能屈曲、前臂不能旋后及腕关节不能背伸。典型畸形为上肢弛缓性悬垂于躯干侧方，上肢运动受限，但运动和握手保留。

（2）下臂丛神经损伤　主要表现为尺神经、正中神经内侧头功能丧失，前臂及臂内皮肤感觉障碍。典型症状为手的运动功能丧失、感觉功能尺侧丧失。当颈交感神经受累时，出现 Horner 综合征。

（3）全臂丛神经损伤　临床表现为全上肢肌肉麻痹，伸屈肘和腕桡反射消失，通常伴有 Horner 综合征、皮肤温度降低、色暗紫或呈花斑状。由于肌肉麻痹和肌体的重力下垂，常致肩关节脱位及肢体浮肿。晚期关节挛缩，被动活动受限。

【护理要点】

（一）术前护理

（1）术前禁食 8 小时、禁饮 6 小时，防止胃内容物上溢误入气管导致窒息。

（2）术前常规抽血化验血常规、凝血四项、肝功、心电图及胸透，是否适应手术。预计术中输血的病人，术前抽血查血型、感染三项、备血等。

（3）手术区备皮，以防刀口感染。

（4）术前遵医嘱应用抗生素，预防感染。

（二）术后护理

（1）去枕平卧 6 小时，禁饮食 6 小时。

（2）禁止患侧卧位，抬高患肢略高于心脏 20°～30°。

（3）注意刀口渗血、渗液的颜色、质量、性质、有无异味等并准确记录。保持刀口敷料清洁干燥并及时更换，加强基础护理，预防交叉感染。

（4）保持石膏制动位置，加强个人卫生。臂丛神经松解减压术后患肢固定 3 天，神经移植术后固定 3 周，修补术后固定 6 周，均为功能位，臂丛神经根撕脱伤神经移位术后需行头、颈、胸石膏固定；去除石膏后即应行理疗和功能锻炼。

（5）密切观察患肢的血循环变化，有感觉障碍者，应防止灼伤和外伤。

②主被动结合锻炼　神经断裂吻合术后 4 周可进行锻炼，在主动活动基础上，施加外力，逐渐增加活动强度。

③被动锻炼　神经断裂吻合术后 6 周进行，完全以外力最大幅度进行锻炼。

（3）加强锻炼、克服敏感　神经再生后常有敏感阶段，属正常现象，可逐渐减轻，并教会患者去除过敏的方法，如按摩过敏区，将手放在流水中，反复触摸拿取细致和粗糙的物品等，逐渐适应。感觉功能的恢复训练，去除过敏后即行，慢感觉纤维传导触觉或压力，快感觉纤维传导活动感觉。

①早期训练　手的近侧有了持续的触觉或活动觉之后，开始对慢感觉神经纤维进行训练。用手的患区触摸铅笔、橡皮或其他钝性物体，以给不同的压力，先用眼看着触摸，然后再闭眼触摸。

②晚期训练　手指尖有了固定的触觉及活动觉之后，即用形状、质地、大小不同的物体由直视到闭眼去触摸识别。

（4）肌力训练　肌肉重新获得神经支配，有了收缩活动，即开始肌力训练。在此，之前患肢应进行被动训练，以防止肌肉萎缩和关节僵硬挛缩。

二、桡神经损伤

【病　因】

肱骨干中段骨折，使用止血带位置不正确或压力过大，石膏、小夹板使用不当引起。

【临床表现】

症状为垂腕、垂指畸形、虎口区感觉障碍、伸指肌麻痹或伸掌指关节障碍。

【护理要点】

（1）患肢安置　桡神经损伤的原因或平面如何，受累肌肉均使用功能夹板或短臂石膏托固定于功能位，并定时给予轻柔的按摩，避免在神经恢复前发生痉挛。

（2）行神经功能重建术后，患肢用长臂石膏固定，保持肘关节屈曲 90°，前臂旋前，腕、拇指和手指背伸。术后 4 周去除固定石膏，开始功能锻炼。

（3）其余一般护理同臂丛神经损伤。

三、正中神经损伤

【病　因】

肘部正中神经损伤常见于肱骨髁上骨折、注射性神经损伤等，腕部正中神经损伤常见于切割伤、腕管综合征、月骨骨折脱位压迫等。

【临床表现】

（1）肘部以上损伤　出现拇、食指不能屈曲，大鱼际肌萎缩，拇指不能掌侧外翻，屈腕功能部分丧失，前臂旋转前受限或不能，手掌桡侧三个半手指感觉消失。

（2）腕部损伤　表现为拇指对掌功能丧失，“猿掌”畸形。拇、食、中指末节感觉丧失，指腹萎缩，神经不完全损伤时出现灼性神经痛。

【护理要点】

功能重建术后用石膏托将腕关节固定于屈曲 30°-40°拇掌侧外展位 3～4 周，然后去除石膏进行功能锻炼，效果满意。其余一般护理同臂丛神经损伤。

四、尺神经损伤

【病　因】

常见于肱骨内上髁骨折、前臂切割伤、体位性神经伤、压迫性神经伤等。

【临床表现】

手部尺侧感觉缺失、小鱼际肌及骨间肌萎缩，拇指不能内收，各指不能并拢，手呈爪状畸形。

【护理要点】

术后用石膏固定腕关节背伸约 30°，掌指关节屈曲 60°及指间关节伸直位。3～4 周去除石膏，进行功能训练。其余一般护理同臂丛神经损伤。

五、股神经损伤

【病　因】

刀刺伤、骨盆骨折及髋关节前脱位等可致股神经损伤。

【临床表现】

主要表现为股四头肌麻痹、膝腱反射消失、膝关节不能伸直、股前皮肤感觉障碍、上楼或上坡困难。

【护理要点】

（1）保持正确的体位，术后屈髋位石膏须固定 4 周。

（2）做好皮肤护理，防止压疮、擦伤及下肢溃疡的发生。

（3）其余一般护理同臂丛神经损伤。

六、坐骨神经损伤

【病　因】

坐骨神经损伤多见于火器伤、刀刺伤、髋关节骨折后脱位、髋臼骨折或臀部肌肉注射神经伤等，儿童以注射性神经损伤最多见。

【临床表现】

在臀部完全损伤表现为不能屈膝、踝关节及足趾运动全部丧失，足下垂，在股中部损伤除屈膝正常外，其余症状同上。膝以下除小腿内侧及踝处隐神经供给区外感觉均消失。有严重营养改变，足底常有较深的溃疡。坐骨神经损伤引起的灼性神经痛者较多。

【护理要点】

（1）患肢安置　术后患肢取膝关节屈曲或髋关节过伸位，上述体位固定6-8周。

（2）皮肤护理　坐骨神经损伤后其支配区域皮肤营养性改变，皮肤萎缩干燥，弹性下降，变得薄而脆，容易损伤。因此，应做好皮肤护理，保持皮肤清洁，经常按摩皮肤，定时更换体位，防止皮肤压伤破溃。

（3）肌肉关节活动　坐骨神经损伤患者术后肢体固定时间较长，在无禁忌情况下，应对患肢远端的肌肉关节进行被动训练，防止肌肉萎缩和关节挛缩。

（4）其余一般护理同臂丛神经损伤。

七、胫神经损伤

【病　因】

多见于股骨髁上骨折、胫骨骨折移位或贯通伤及小腿筋膜间综合征等。

【临床表现】

主要表现不能屈曲踝关节，不能屈趾，形成仰趾和爪状足，足底感觉消失，并引起神经营养性改变，胫神经部分损伤时出现灼性神经痛，从小腿后部向足底中部放射，常伴有血管舒缩、出汗和营养障碍。

【护理要点】

（1）患肢安置　术后患肢用石膏托固定于屈膝位，4周后去除石膏。

（2）皮肤护理　感觉丧失区要注意保护，防止皮肤烫伤、碰伤或压伤。

（3）功能锻炼　去除石膏后开始进行功能锻炼。

（4）其余一般护理同臂丛神经损伤。

八、腓总神经损伤

【病 因】

腓骨上段骨折、膝外侧损伤、不适当的外固定、体位性压迫等原因可导致腓总神经损伤。

【临床表现 】

主要表现踝关节不能背伸及伸趾，出现垂足、垂趾畸形，不能内翻或外翻，感觉障碍限于足背第一跖骨部位小片三角形区域。

【护理要点】

（1）患肢安置 术后患肢行石膏托固定膝关节于屈曲位4周。

（2）皮肤护理 帮助病人定时变换体位，以免局部长时间受压，引起压伤。使用热水袋时要防烫伤。感觉丧失区的皮肤涂抹油膏，防止损伤造成经久不愈的溃疡。

（3）功能锻炼 去除石膏后进行功能锻炼。

（4）其余一般护理同臂丛神经损伤。

第二章 颅脑损伤的救护

第一节 概述

颅脑损伤是一种常见的外伤，无论平时或战时皆占全身各部损伤中15%～20%。其发生率仅次于四肢伤占第二位。而死亡却居首位。

【病 因】

平时最常见的病因为交通事故、高空坠下、失足跌倒和工伤事故，难产和产钳时引起的婴儿颅脑损伤亦偶见。而战时主要原因为枪伤和炸伤等火器伤。

【发病原理】

颅脑损伤系头部受到外界暴力所致，暴力的损伤可分直接暴力和间接暴力。直接暴力是由于外力直接作用于头部，使着力点的头皮、颅骨和脑组织产生损伤。而间接暴力是暴力作用于身体其他部位的外力，通过传递而达于头部，引起颅脑损伤。直接暴力引起的颅脑损伤较间接暴力伤多见。

【病 理】

在颅脑损伤的全部病理过程中，脑组织可产生两类性质不同的病变，一类为原发性病变，系外力作用于头部的当时，直接造成脑损害，如脑震荡和脑挫裂伤，另一类为继发性病变，指伤后逐步产生，最常见的是从原发性病变基础上产生脑水肿、脑肿胀和颅内血肿。它们皆可使颅内压力增高，造成脑受压，引起颅内静脉回流障碍，造成脑缺血、缺氧；并可使脑脊液循环障碍，引起脑积水，可加重脑水肿和脑肿胀，使颅内压力更增高。三者互为因果，构成恶性循环，最终可导致脑移位，脑疝形成。

【分 类】

临床上根据颅脑损伤的程度和病理变化的不同，分类方法甚多，但至今仍无完善和统一的分类方法。现就目前国内最常用的分类方法介绍如下：

（一）病理分类

将颅脑损伤分为原发性脑损伤（如脑震荡、脑挫裂伤等）和继发性脑损伤（如颅内血肿、脑水肿、脑疝等）

（二）按损伤程度分类

1. 轻型颅脑损伤　单纯脑震荡，无或有局限颅骨骨折。昏迷 30min 以内，醒后有轻度头痛、头昏、恶心、呕吐等症状，近视遗忘、神经系统和脑脊液检查正常。

2. 中型颅脑损伤　轻度脑挫裂伤，有或无颅骨骨折、蛛网膜下腔出血、无脑受压症状，昏迷在 12 h 以内。有轻度神经系统阳性体征。体温、脉搏、呼吸和血压有轻微改变。

3. 重型颅脑损伤　广泛颅骨骨折、严重脑挫裂伤、脑干损伤或颅内血肿、深昏迷在 12 h 以上，或清醒后出现再昏迷。有明显神经系统阳性体征，体温、脉搏、呼吸和血压有明显改变。

（三）按颅脑内外是否相通分类

1. 闭合性颅脑损伤　指外伤后颅腔与外界不相通的颅脑损伤。一些虽有头皮损伤，甚至伴有颅骨骨折，但只要硬脑膜未破裂，仍属闭合性。

2. 开放性颅脑损伤　颅骨与硬脑膜破损，脑组织直接或间接与外界相通。此种损伤战时多见，平时相对较少。颅底骨折常引起颅底硬脑膜破裂，出现脑脊液耳鼻漏，与鼻旁窦或中耳腔间接和外界相通，也属开放性颅脑损伤。

【颅脑损伤监护内容】

颅脑损伤监护内容主要有以下几个部分：

（一）神经精神状况

1. 意识情况　意识情况是反映病情轻重的指标之一，了解病人的意识情况，需通过语言、疼痛的刺激来判断。目前意识状态分类方法较多，尚未统一，现将我国临床中常用的分类方法做如下介绍：

（1）清醒：病人意识清楚，能做出正确的表示，有思维综合能力。

（2）嗜睡：是意识障碍的早期表现，呈病理性的持续睡眠状态，易唤醒，醒后有适当的语言和运动反应，可简述病情，能正确回答问题和执行命令。但当刺激移去，病人又迅速入睡。

（3）朦胧：为轻度意识障碍，呈病理性深度睡眠状态，需强刺激才能唤醒，醒后反应迟钝，回答问题不正确，查体不合作，当停止刺激随即又进入昏睡状态。

（4）浅昏迷：意识大部分丧失，任何刺激不能使病人觉醒，无自发性语言和动作，有角膜和睫毛反射，有咳嗽和吞咽动作，强烈痛觉刺激可出现肢体简单的防御性运动。

（5）深昏迷：意识完全丧失，对各种刺激均无反应，肢体无自发动作，瞳孔对光反射减弱或消失，角膜、睫毛反射消失，无咳嗽、吞咽动作。

2. 智力　了解病人的智力，需监护病人的理解力、记忆力、定向力和计算力，观察其病人的智力障碍情况。颅脑损伤病人一般对受伤前和受伤当时的情况不能记忆，有逆行性健忘现象。

3. 语言　观察病人讲话是否流利。如损伤优势半球的语言中枢时，则病人出现失语失用现象。

4. 精神情况　观察病人有无表情淡漠，反应迟钝或躁动不安等表现。

（二）瞳孔

瞳孔观察是颅脑损伤病人观察的重要项目之一，病情变化往往最早反映在瞳孔的改变上。一般正常两侧瞳孔等大等圆，对光反射灵敏，瞳孔直径 2.5~5 mm，小于 2 mm 者称瞳孔缩小，大于 5 mm 者称瞳孔扩大。

一般瞳孔改变有两个方面：

1. 生理情况下　婴幼儿和老年人瞳孔较小，青少年则较大；光线亮处较小，暗处或兴奋激动时大；睡眠时较醒时大。另还有约占 17% 的正常人其两侧瞳孔不等大，但相差小于 1 mm。

2. 病理情况下　见于某些药物，眼部疾病，某些全身性疾病及颅脑损伤，均可引起瞳孔的改变，如瞳孔缩小多由桥脑出血所致。一侧瞳孔进行性散大，对光反应消失，呈昏迷状，是颞叶钩回疝的典型改变。瞳孔忽大忽小多见脑干损伤。而双侧瞳孔散大，对光反射消失，为严重颅脑损伤临终前的征兆。

瞳孔检查方法，一般有两种，一种嘱病人面窗而坐，检查者以手遮盖其眼借助自然光来进行观察。另一种采用手电筒直接照射的方法进行观察。手电筒光源要求小而亮，且必须照射在两眼的光轴上，避免发生误差。为使准确，可用瞳孔测量尺测量瞳孔大小。

（三）生命体征和临床三主征

生命体征观察包括血压、脉搏、呼吸、体温等。在颅内压增高出现急性脑受压时，早期典型的生命体征改变为脉搏缓慢而洪大，每分钟少于 60 次。呼吸慢而深，血压升高，临床上简称为两慢一高（但在小儿颅内血肿的早期则不常出现两慢一高现象）。晚期出现脉搏快而弱，血压下降，呼吸缓慢，甚至不规则或出现叹息样呼吸，此时为病情危急的表现。

头痛、呕吐、视盘水肿，为颅内压增高常见的三个主要症状，简称颅高压三主征。在观察时应注意头痛的程度和呕吐的频率及强度。

（四）格拉斯哥昏迷计分法（Glassgow coma scale score，GCS）

1974 年，英国 Glassgow 大学的一些学者设计 GCS，经改进后逐渐推广，现成为国际公认的评断脑外伤严重程度的标准（表 2-1）。GCS 系根据病人的睁眼（E）、言语（V）和运动（M）三种反应。用分级记分的形式来判断病人的昏迷程度，通过得分多少得知其病情的严重程度，预测预后及转归，有利于计划护理。

表格 2-1 格拉斯哥昏迷计分表

睁眼反应（E）	得分	语言反应（V）	得分	运动反应（M）	得分
正常睁眼	4	回答正确	5	按吩咐动作	6
呼唤睁眼	3	回答错乱	4	刺痛能定位	5
刺痛睁眼	2	语句不清	3	刺痛时躲避	4

无反应	1	只能发言	2	刺痛后屈曲	3
		无反应	1	刺痛后过伸	2
				无反应	1

按表内容观察病人，分别记分，根据总分多少分级为：

1.轻型　总分为13～15分，伤后意识障碍30 min以内。

2.中型　总分为9～12分，伤后意识障碍30 min~6 h。

3.重型　总分为3～8分，伤后昏迷或再次昏迷6 h以上。

一般于入院后开始进行测试，测试各项都要有明确的计分方法，如呼吸次数及强度、刺痛部位及深浅要统一，以保证指数总和正确可靠。同时还须排除其他因素，如眼部损伤、肢体骨折等带来的误差。

第二节　头皮损伤与颅骨骨折

一、头皮损伤

【头皮解剖特点】

头皮分5层，即表皮层、皮下层、帽状腱膜层、帽状腱膜下层及颅骨外膜层。头皮血供丰富，伤后愈合及抗感染力强，但伤时出血凶猛，加之头皮收缩能力差，出血不易止，容易发生休克，尤其年幼儿童多见，故对头皮出血应妥善处理。

【损伤类型】

I.头皮擦伤　是头皮表皮层的损伤。

2.头皮挫伤　损伤延及皮下层可见皮下肿胀和有淤血。

3.头皮裂伤　头皮组织断裂，深浅程度不一。

4.头皮血肿　根据出血部位不同，分为3种。

（1）皮下血肿：一般范围较小，质地坚硬。

（2）帽状腱膜下血肿：最为多见，可以蔓及全头，波动明显。

（3）骨膜下血肿：常见于婴幼儿，局限于骨缝之间，质地较硬。触诊时头皮血肿中央凹陷而边缘隆起，易误诊为颅骨骨折。

5. 头皮撕脱伤　大片头皮自帽状腱膜下撕脱，甚至整个头皮连同额肌、颞肌或骨膜一并撕脱。多因转动机器或高速度的钝器切线打击于头部致头皮撕脱伤。创口常有大量出血而发生休克，暴露的颅骨可因缺血引致感染或坏死，后果严重。

【治疗原则】

1. 头皮损伤，出血不易自止，极少的裂伤亦多需缝合，应将帽状腱膜层同时缝合，并警惕出血性休克的可能。

2. 头皮表皮层易隐匿细菌，清创要彻底。由于头皮抗感染能力较强，一般在 48 h，甚至 72 h 内。只要清创彻底、缝合后伤口仍有一期愈合的可能。

3. 头皮血肿小，一般采用加压包扎，待其自行吸收。血肿巨大，且长时间不吸收者，做局部穿刺，吸除血液，并加压包扎，必要时可反复穿刺，但须严格无菌操作，慎防继发感染。一旦感染应立即切开引流。

4. 对头皮大片缺损者，可酌情采用成形手术修复。

二、颅骨骨折

【颅骨解剖特点】

颅骨分颅盖和颅底。颅盖内面骨质比较平滑而规则，颅前窝和颅中窝内侧面凹凸不平，易产生脑底部挫裂伤。颅盖骨折主要有线形骨折和凹陷骨折。颅底的骨弓有蝶骨嵴，颞骨岩部，以及颅底中线部枕骨大孔和蝶鞍的骨弓，骨折线多在这些骨弓之间的骨质较薄处发生。颅底与鼻副窦及中耳鼓室相邻，骨折时容易撕破硬脑膜而出现脑脊液漏、鼻漏，结合膜下、眼眶、乳突等出现瘀斑。

【分　类】

按部位分颅盖骨折和颅底骨折两类。

1. 颅盖骨折　依骨折形态分线形骨折、凹陷骨折和粉碎骨折 3 种。

（1）线性骨折：骨折线多为单一，也有呈放射状，骨折所通过的脑膜和血管结构，常可同时遭受损伤，要提防硬脑膜外血肿的可能。

（2）凹陷性骨折：绝大多数为颅骨全层凹陷，个别亦有内板单独向颅内陷入。陷入骨折片周边的骨折线呈环形或放射状。凹陷骨折在功能区者可产生脑受压症状，引起颅内压增高。

（3）粉碎性骨折：有的骨折线交叉呈星形或不规则形。

2.颅底骨折　一般属线性骨折，颅底与硬脑膜紧密粘连，与鼻旁窦、中耳鼓室相邻，故颅底骨折时多具开放性质，称“内开放性骨折”。

【治疗原则】

线形骨折本身不需特殊处理，凹陷骨折除不深（小于0.5 cm）或婴幼儿无脑受压症状者不需处理外，一般均需手术整复或去除塌陷骨片，粉碎骨折如骨片无错位行非手术治疗。颅底骨折治疗重点为预防感染。合并血肿、脑损伤者按血肿处理原则和脑损伤处理原则进行治疗。

第三节　闭合性颅脑损伤

一、脑震荡

脑震荡是颅脑损伤中最轻的一种，其特点是头部受伤后，立即发生中枢神经系统一时性功能障碍，神经系统检查无器质性体征。脑震荡可单独发生，亦可与其他脑损伤并存。

【病理变化】

伤后瞬间脑血流量及血脑屏障的通透性增加，颅内压（ICP）立即升高，出现短暂的意识丧失，呼吸心率的改变，数分钟后逐渐恢复正常。

【临床表现】

1.意识障碍　一般程度较轻而时间短暂，昏迷时间不超过30min。

2.逆行性健忘现象（近事遗忘）　清醒后不能叙述受伤经过，伤前不久之事亦不能记忆。但往事仍能清楚回忆。

3. 神经症状　醒后常有头痛、头昏、畏光、耳鸣、恶心、呕吐、心悸失眠、烦躁、注意力不集中等症状，一般持续数日至数周后逐渐消失。有的病人症状持续数月或数年，临床中称为脑震荡后综合征或脑外伤后综合征。

4. 神经系统检查　无阳性体征，脑脊液压力及成分正常。

【治疗原则】

1. 适当卧床休息 7～14 d。室内光线不宜太强，避免吵闹，减少对病人的不良刺激。

2. 给予精神鼓励，清除思想顾虑。

3. 密切注意意识、瞳孔、肢体活动功能和生命体征的变化。

4. 对症治疗：对兴奋者可适当给予镇静剂，头痛者可服用罗通定等止痛剂和调节血管运动功能药物。有恶心、呕吐、心烦、失眠者给予镇静剂及维生素 B_6、谷维素、胞磷胆碱等药物。

二、脑挫裂伤

脑挫裂伤是外伤造成的脑器质性损伤，按病理情况可分为挫伤和裂伤。根据暴力大小和损伤机制、脑挫裂伤的程度有轻重之分，发生部位亦有所不同，它既可发生在着力部，也可发生对冲部。脑挫裂伤的好发部位为额极、颞极及其底面，其次是大脑半球外侧面。脑挫裂伤常合并不同程度的颅内血肿和脑水肿，如治疗不力，常形成脑疝，造成严重后果。

【病理变化】

脑挫裂伤后脑组织的病理变化以脑组织碎化、坏死、出血和水肿为主。轻度脑挫裂伤可在脑皮质出现多灶性点、片状出血。如脑皮质和软脑膜仍保持完整，称为脑挫伤。若软脑膜撕裂，脑实质破损、断裂，即为脑挫裂伤。脑挫裂伤区常伴有局限性脑水肿，包括细胞毒性水肿和血源性水肿，前者神经元胞体肿大，主要发生在灰质，伤后多立即出现；后者为血脑屏障的破坏，血管通透性增加，细胞外液增多，主要发生在白质，伤后 2～3 d 最明显。

【临床表现】

1. 意识障碍明显　病人昏迷程度较深，持续时间可由 0.5 h 至数天，甚至数月。有的呈植物生存状态，最严重者可持续数年直至死亡。

2. 颅内压增高症状　出现头痛、恶心、呕吐等症状。

3. 有明显神经损害体征　根据脑挫裂伤的部位可出现相应的神经系统局灶性症状，如偏瘫、失语、偏感觉障碍、偏盲和局限性癫痫等。

4. 脑膜刺激征状　脑挫裂伤常有蛛网膜下腔出血，脑脊液呈血性，出现头痛加重、颈项强直。

5. 生命体征变化较明显　体温多在 38℃左右，脉搏、呼吸增快，血压正常或偏高。

【治疗原则】

1. 轻症者可按脑震荡处理，较重者严加观察，警惕继发性颅内血肿。

2. 有休克者及时抗休克治疗，并注意有无其他合并伤。

3. 防误吸，保持呼吸道通畅，给予氧气吸入，以减轻脑缺氧。

4. 有颅内压增高者及早应用脱水药物，限制入水量，以控制脑水肿的进一步发展。脱水效果不佳者，可选择施行减压手术。

5. 蛛网膜下腔出血较严重者，行腰穿，引流脑脊液，以减轻头痛，促进脑脊液循环，减少脑膜粘连机会。

6. 酌情应用激素，止血药及抗生素等药物，严重病人有选择地进行冬眠低温治疗。

7. 维持营养，纠正水、电解质紊乱，加强护理，防治并发症。

三、脑干损伤

脑干损伤是指中脑、桥脑和延髓的损伤。根据受伤原因分为原发性脑干损伤（外界暴力直接造成）和继发性脑干损伤（系指脑疝或脑水肿压迫所致）。

【病理变化】

轻者可见脑实质内小的点片出血和局限性水肿。重者可见脑干结构断裂，局灶性或大片出血、水肿和软化。

【临床表现】

1. 意识障碍严重　原发性脑干伤病人伤后即发生昏迷，且较深。持续时间较长，多数恢复缓慢，如损伤严重可长期呈植物生存状态。

2. 呼吸循环功能紊乱　严重原发性脑干损伤，可产生急性呼吸功能衰竭，伤后自主呼吸立即停止。同时，循环功能亦出现衰竭，但程度不及呼吸功能衰竭突出。当呼吸停止后，心跳多数并不立即停止。

3. 眼球活动和瞳孔变化　脑干损伤常可出现眼球活动及瞳孔变化，并有相当定位意义。脑干损伤严重者，眼球固定，两侧瞳孔散大，对光反射消失。中脑损伤时，两侧瞳孔不等大，伤侧瞳孔散大，对光反射消失，有时瞳孔表现为时大时小，眼球向下偏斜。桥脑损伤时，瞳孔极度缩小，对光反射消失，两眼同向偏斜或两侧眼球分离。

4. 去大脑强直　是脑干损伤的重要体征之一。表现为头部后仰，双上肢过伸或内旋，双下肢过伸，躯体呈角弓反张状态。

5. 体温变化脑干损伤后，可使汗腺分泌和呼吸、循环功能障碍，影响体热的散发，加之伤后常发生肌肉痉挛而产热增多，导致高热。但脑干功能衰竭时，体温可呈不升状态。

6. 交叉性麻痹　脑干一侧性损伤可出现交叉性瘫痪，即伤侧脑神经瘫痪，对侧上下肢瘫痪；中脑一侧损伤时，出现同侧动眼神经瘫痪和对侧上下肢瘫痪；脑桥一侧损伤时出现同侧外展神经、面神经和对侧上下肢瘫痪。

【治疗原则】

1. 保护中枢神经系统，酌情采用冬眠低温疗法，积极抗脑水肿治疗，应用激素及神经代谢药物。

2. 全身支持治疗，维持营养，预防和纠正水、电解质紊乱。

3. 积极预防和及时处理并发症，如肺部感染、尿路感染、褥疮等。

4. 继发性脑干损伤应尽早发现，及时行病因处理，如手术清除血肿等。

5. 病情稳定后促进清醒和神经功能的恢复，可应用脑细胞代谢功能活化剂，同时可采用运动疗法、物理疗法、音乐疗法及中医治疗等。

四、颅内血肿

颅内出血是急性脑损伤的常见病变之一。出血如在颅腔内某一部位积聚，达到一定体积，形成局限的占位病变，称为颅内血肿。血肿可压迫脑组织，产生相应的临床症状，并可进行性加重，导致颅内压增高，脑移位和脑疝形成，如不及时处理可危及生命。

【分　类】

颅内血肿有三种分类方法：

1.按血肿症状出现时间

（1）急性血肿：症状在伤后 3 d 内出现。

（2）亚急性血肿：症状在伤后 4 d 至 3 周内出现。

（3）慢性血肿：症状在伤后 3 周以上出现。

2.按血肿所在解剖位置

（1）硬脑膜外血肿：血肿位于硬脑膜外与颅骨的间隙中。

（2）硬脑膜下血肿：血肿位于脑膜下间隙。

（3）脑内血肿：血肿位于脑实质内。

3.按血肿的部位

（1）幕上血肿。

（2）幕下血肿（即颅后窝血肿）。

【病理生理】

在颅内血肿形成早期，机体可由颅内血管反射性收缩，使颅内血容量减少，脑脊液分泌速度减慢和吸收速度加快，来代偿颅内血肿的体积，但颅脑内可供代偿的容积仅为 8%～10%约 70 ml。当血肿进一步增大，超过代偿限度时，即引起颅内压增高，脑静脉回流受阻，脑血流淤滞，导致脑缺血和毛细血管通透性增加，产生脑水肿。其整个病理生理变化过程的特点为脑血循环障碍、脑脊液循环障碍及脑疝形成。

【临床表现】

1.颅内压增高症状

（1）意识障碍：颅脑损伤后，可因原发性脑损伤而致昏迷，称原发性昏迷。昏迷的时间和程度，取决于原发性脑损伤的轻重。多数病人伤后在短时间内即可清醒，以后由于血肿形成，大脑受压，颅内压增高或脑疝形成。病人出现再次昏迷，此种意识变化过程可归纳为“原发性昏迷一清醒一继发性昏迷”三个阶段，这一临床经过是颅内血肿的典型表现之一。继发性昏迷发生的迟早，决定于血肿形成的快慢。

（2）生命体征的变化：中枢代偿阶段表现为血压升高，脉搏慢而有力，呼吸慢而深。中枢性衰竭阶段，表现为血压下降，脉搏细速、呼吸慢而不规则。

（3）头痛、头晕、恶心、呕吐等症状，是颅脑损伤时普遍存在的表现，但若头痛剧烈，呕吐频繁，则可能为颅内血肿的征兆，应予重视。

2. 局灶性症状　不同部位的血肿，产生相应的症状和体征，如硬脑膜外血肿多发生在运动区及其附近。可出现中枢性面瘫、轻偏瘫、运动性失语等；位于矢状窦旁的血肿可出现下肢单瘫；颅后窝血肿可出现眼球震颤和共济失调等。

3. 脑疝症状　颅内压增高到一定程度即发生脑疝。幕上血肿引起天幕裂孔疝。表现为意识障碍，患侧瞳孔散大，光反射消失，对侧偏瘫和生命体征改变；幕下血肿易使颅内压急剧增高，产生枕骨大孔疝或造成延髓的直接压迫，引起急性呼吸、循环功能衰竭而骤死。

【治　疗】

1. 颅内血肿的诊断一旦明确，应即尽快施行手术，清除血肿，解除脑受压，并彻底止血。脑水肿严重者，可同时进行减压手术或去除开颅骨瓣。

2. 应用止血、脱水等药物。

第四节　开放性颅脑损伤

颅骨与硬脑膜破损，脑组织直接或间接与外界相通时，称开放性颅脑损伤。此种损伤战时多见，平时相对较少。颅底骨折与鼻旁窦或中耳腔间接和外界相通，也属开放性颅脑损伤，有人称为开放性颅脑损伤。

【病　　因】

1. 钝器伤　如铁棍、铁块等击伤，可出现局限性颅脑开放伤。

2. 锐器　刀斧、钉锥、金属或玻璃片、钢针等物可致砍伤、刺伤。

3. 坠落伤和跌伤　头部撞击于锐器或钝物致伤。

4. 火器伤　枪弹致颅脑穿透伤。穿透伤可分为切线伤、非贯通伤和贯通伤三类。

【临床表现】

1. 意识障碍　一般意识障碍不明显，因为头部所受冲力量一般没有闭合性损伤大。

2. 失血性休克　较多见，因创口及伤道内出血比较严重，易导致出血性休克。

3. 脑损害症状　局灶性损伤可出现相应体征，如偏瘫、失语、偏身感觉障碍等，严重者昏迷，去大脑强直等。

4. 其他　伤口污染严重，感染率高，可在早期出现颅内化脓性炎症，晚期发生脑脓肿。

【治疗原则】

1. 开放性颅脑损伤皆需手术处理，如休克。纠正休克后尽早施行清创手术，变开放为闭合性损伤。

2. 清创应争取 48～72 h 内进行。并力求一次彻底完成。

3. 伤后 3～6 d 者，若创口感染不严重，仍可行清创手术，伤口部分缝合或完全开放。

4. 损伤 7 d 以上，或创口已严重感染者，不宜施行清创手术，行创面引流，保持通畅，控制感染后再做进一步处理。

5. 应用大量抗生素，预防和控制感染。

第五节　颅脑损伤并发症和后遗症

颅脑损伤的并发症和后遗症种类繁多，以下仅择临床常见的加以叙述。

一、颅骨缺损

缺损小无症状者不须特别处理。缺损广泛时可产生头痛、头昏等不适，局部有搏动感，体位改变时可隆起或塌陷，这些症状称颅骨缺损综合征。缺损直径大于 3cm 者应行修补手术。

二、脑脊液漏

常见有鼻漏与耳漏两种。由鼻孔或外耳道流出脑脊液为主要临床表现，流失量过大可引起低颅压综合征。脑脊液耳漏一般在短期内愈合。脑脊液鼻漏亦多可自行愈合，若历时1个月尚未自愈者需行手术修补漏口。脑脊液漏急性期流出的液体常呈血性，慢性期则为透明的液体。临床中鉴别是否为血性脑脊液，可将血性液体滴于纱布或吸水纸上，如见血迹外有月晕样淡红色浸渍圈，则判断有脑脊液漏，应采取半卧位或头高位，耳鼻腔忌冲洗、填塞，注意局部清洁，保持大便通畅，防感冒，以免引起外伤性气颅或感染。

三、颅神经损伤

颅骨骨折线通过颅底骨孔时，即可造成脑神经损伤。嗅神经最易受累，侧嗅觉丧失。眼球运动神经损伤次之，表现为患侧瞳孔散大，眼球固定。再次为面、听神经损伤，引起周围性面瘫或听力丧失。脑神经损伤可为暂时性麻痹，亦可为永久性损害。一般给予神经代谢和血管扩张药物进行治疗。

四、外伤后脑积水

均发生在严重脑创伤后。

1. 急性型　见于2周以内，最快发生在伤后1～3 d内，发生率10%～34%。临床表现为伤后持续浅昏迷数月。

2. 慢性型　见于伤后3～6周，或迟至6～12个月，1年以上者少见，发生率1%～8%。临床表现为智力障碍、步态不稳、尿失禁三联症。

脑积水一旦确诊，应早进行分流术。

五、颈动脉海绵窦瘘

颅底骨折及少数眼眶部刺伤，可引起颈内动脉海绵窦内段及其分支撕裂或横断，造成颈动脉海绵窦瘘，引起搏动性突眼、颅内高压、结膜充血与水肿、眼球运动障碍、视力障碍及头痛等症状，采用血管内可脱性球囊栓塞或手术的方法进行治疗。

六、脑脓肿

开放性颅脑损伤易产生脑脓肿，多在数周至数月形成，出现急性感染、颅内压增高及脑局灶性脓肿三类症状。采用引流、手术及有效抗生素治疗。

七、外伤性癫痫

各型颅脑损伤皆可造成癫痫发作，伤势愈重，发生癫痫的机会愈多，损伤越接近皮质运动区或颞叶内侧部位，癫痫愈易发生。其临床表现为突然发生的短暂的脑功能失调，可有意识障碍，局部或全身抽动，并有反复发作倾向。早期发作多在伤后1周内发作，常与脑挫裂伤，急性脑水肿等刺激有关，晚期发作多在3个月以上，见于脑膜及脑瘢痕，陈旧性凹陷性骨折压迫等。治疗抗癫痫药物为主。如异物，凹陷骨折等则应手术根治。

八、脑损伤后综合征

颅脑损伤后近期出现的自觉症状，经过1个月以上的治疗尚未痊愈，而神经系统检查无阳性发现者，可诊断为“脑损伤后综合征”。临床表现最常见的是头胀痛或搏动性头痛，常因脑力或体力劳动，嗅到异味或听到噪声而加重。尚可有眩晕、耳鸣、多汗、乏力、心悸、情绪不稳、记忆力减退、注意力涣散等自主神经功能失调症状。治疗采取综合性治疗措施，积极做好病人思想工作，消除顾虑，合理安排工作和生活，适当体育活动，酌情选用中西药物对症治疗。

九、高血钠综合征

严重颅脑损伤后，可因长时间昏迷、大汗、过度换气、脱水及控制入水量而引起高血钠综合征。临床表现：早期为烦渴（昏迷者无法表达），舌干皱缩，但皮肤弹性未见改变，并无脱水迹象。实验室检查，血 Na^{+}>148～150 mmol／L。后期出现血压下降，心率加快，体温升高，继之肌张力增高，抽搐，直至昏迷、死亡，幸存者永久性后遗症严重，如癫痫、瘫痪、智能障碍等。治疗原则为稀释性疗法，充分估计失水量，采取葡萄糖液浓度为280 mmol／L溶液或蒸馏水，分别从静脉和胃管内输入，每日总补液量分散在24 h内完成，切忌操之过急加重脑损害。周围循环衰竭时先予胶体溶液，如血浆、人血清白蛋白等先纠正休克。当血 Na^{+}尚未回降至正常前已出现多尿，应给予垂体后叶素5 U／次，皮下注射，以防加重失水。

第六节　颅脑损伤的救治护理

【院前急救护理】

颅脑损伤病人多因意外事件所致，其特点为急，病情变化快，而院前急救是否正确、及时，直接影响病人的预后，是抢救病人成败的关键。院前急救护理包括现场急救和运送护理。

（一）现场急救

当医护人员到达现场后即将病人安置于安静、安全处，保护好头部，保持呼吸道通畅，及时清理呕吐物，有呼吸功能障碍者行人工呼吸或气管内插管人工呼吸。紧急情况下，可用粗针头行环甲膜穿刺来消除呼吸梗阻现象。严密观察病人的意识状态、瞳孔大小、对光反应、肢体活动情况及生命体征等，并做扼要记录，有伤口，出血较多者及时用纱布、绷带加压包扎止血，并注意休克防治的处理，采用药物维持血压达正常水平，迅速做好转运工作。

（二）运送护理

通过现场急救，简单处理后，病人血压平稳，无呼吸、循环系统障碍者及时转送到专科医院治疗。在运送过程中严密监测病人的意识及生命体征情况，发现有脑疝的先兆症状或呼吸循环衰竭者，即停止前运，就地抢救至平稳后再设法运送。

【院内救护】

需做急诊手术者，快速做好术前准备，建立输液通道，留置导尿，擦干净头部皮肤，对开放性颅脑损伤，尤其是贯通伤者，备皮时注意不要将污水流入伤口。尽快进行各种实验室检查，交叉配血等，非手术治疗者即安置于安静、稍暗病室，防病人情绪紧张，躁动，及时脱水，应用激素类药物，保持血压在正常范围或稍低于正常，以保护脑细胞，控制颅内高压，防止脑水肿加重。

【颅脑损伤病人的监护】

（一）神经功能的监护

神经功能的监护主要是指对病人意识状态、瞳孔、肢体运动、感觉和浅、深反射等的观察、判断推测病人的危重程度和需采取相应的护理措施。

（二）颅内压与生命体征的监护

1. 颅内压的监护　内容详见第十五章第二节。

2. 生命体征的监　护生命体征是颅脑损伤病人的重要观察内容之一。监测项目包括血压、脉搏（心率）、呼吸、体温。它所监测的每项指标都具有临床意义。如颅内压增高导致脉搏缓慢而洪大，每分钟小于 60 次，呼吸慢而深，血压升高。而颅内高压晚期失代偿阶段则出现脉搏快，血压下降，呼吸缓慢而不规则或出现叹息样呼吸。脑干损伤后则出现循环功能和呼吸功能紊乱，体温不升或持续高热。故在监护过程中应注意观察脉搏（心率）与呼吸的频率，节律及深浅，血压的高低与脉压的大小，体温的曲线走向等来判断其病情的严重程度，预测预后及转归。

（三）颅脑损伤严重并发症的监护

1. 颅内血肿　颅内血肿是颅脑损伤的一种严重并发症。据国内外报道，在颅脑损伤中占 8%～10%，在重型颅脑损伤中占 40%～50%。由于它的存在和发展如不早发现，及时处理，终将导致危及生命，故严密监护特别重要。在监护过程中必须严密观察神志、瞳孔、肢体活动情况及生命体征变化，如发现病程中出现中间意识好转期，或持续性昏迷逐渐加重，并出现进行性颅内压增高表现，局灶性症状出现或进行性加重者应高度警惕颅内血肿的可能。而有明显中间意识清醒期者，脑脊液不含血或含血量较少者，常为硬脑膜外血肿。伤后持续性昏迷，脑脊液含血较多者多为硬脑膜下血肿或脑内血肿。在伤后观察过程中出现去脑强直症状时，则为颅内血肿或继发性脑水肿产生的脑疝压迫中脑所致。监护中发现任何异常迹象，必须抓紧抢救时机。

2. 脑水肿　颅脑损伤时血脑屏障通透性增高，大量水分从血管内移出，积聚于脑微血管周围间隙和神经细胞间隙中，产生脑水肿，使脑的体积增大，导致颅内压增高，脑受压和脑移位，甚至发生脑疝，危及生命。一般情况下在伤后 6～8 h 开始出现脑水肿，伤后 2～4 d 达高峰。7 d 以后开始逐渐消退。监护中注意持续监测颅内压及颅内压增高的症状，如病人出现持续颅内压增高症状，神经系统症状及体征加重或病情加重者，应考虑有脑水肿发生。护理中应注意补液速度。每分钟滴速为 30～40 滴为宜。避免补液速度过快加重脑水肿。注意将床头抬高15°～30°，以利脑静脉回流。应用脱水、利尿、皮质激素及钙通道阻滞剂等药时，注意其用药时间、效果和副作用，使病人平稳度过脑水肿期。

3.休克　多见于头部开放性伤口。在监护中如发现大量失血，病人意识清醒，面色苍白，出冷汗，脉搏频而细弱，呼吸浅快，血压低或测不出等，表示已处于休克状态。护理中注意尽快建立输液通道，保证急诊用血、液的输入，严密监测各项生命体征指示和尿量，直至休克症状缓解。

4.应激性溃疡　重型颅脑损伤多见，其主要发病机制是由于颅脑损伤直接或间接导致自主神经功能紊乱，交感神经兴奋，儿茶酚胺分泌增多，损伤后激素类药物的使用等致胃肠蠕动增强，血管痉挛，胃肠黏膜损害缺血、缺氧溃烂出血。在护理过程中，应严密监护胃液和粪便的性质及颜色，监测肠鸣音及腹胀情况，如发现胃内容物为咖啡色液体，或出现柏油样便，腹胀、肠鸣音亢进，即禁食，停用糖皮质激素，采用冰盐水洗胃或0.02%去甲肾上腺素盐水洗胃。应用凝血酶、云南白药、氨甲苯酸、酚磺乙胺（酚磺乙胺）、奥美拉唑等药物止血。减少胃酸分泌。

【症状护理】

（一）意识障碍护理

颅脑损伤后可出现程度不同的意识障碍。持续时间为数分钟或数月不等。损伤严重者可长期呈植物生存状态。意识障碍分类及临床表现见本章第一节。护理中应注意意识障碍急性期的护理及长期意识障碍的护理。

1.急性期的护理

（1）护理重点：①严密观察全身情况，争取早期发现异常，积极预防并发症；②掌握病情，尽早制定护理计划；③积极维护呼吸、循环、营养及排泄等方面的最佳状态；④尊重人格，注意语言方式。

（2）观察要点：①注意神志、瞳孔及肢体活动情况；②观察生命体征的改变；③有无颅内压增高症状；④有无癫痫发作现象。

（3）护理措施：①确保气道通畅，有假牙者，取出假牙，舌后坠者向前轻托下颌角，纠正舌后坠，将病人头转向一侧，以防呕吐时误吸。充分给氧，对呼吸困难或无呼吸者进行气管插管或气管切开，应用人工呼吸机辅助呼吸。②确保输液管道通畅，保证液体和药物按时按量输入。③急性期一般禁食，待其全身情况稳定后给予高蛋白高热量食品。④做好排泄的管理，留置尿管，保持二便通畅。⑤记 24 h 出入量，保持水、电解质平衡。⑥每 2 小时翻身、叩背一次。保持肢体于最佳位置，预防肺部感染，尿路感染和褥疮等并发症。⑦协助做好多项检查。

2. 长期意识障碍的护理

（1）护理重点：①重视尚有功能，给病人以热情的帮助；②尊重其人格，以亲切的态度进行护理。

（2）护理措施：①调整病人生活规律，白天多采取半卧位，帮助病人乘轮椅适当散步，按时听广播，对话刺激。减少白天睡眠，调整晚上睡眠的规律。②训练病人做各种功能活动，按摩。活动各关节，如发现病人有合理的活动行为，可以更好地训练病人表达感情或意志的动作，不厌其烦地加以训练。③训练病人经口摄食，对有吞咽动作的病人，在每次鼻饲管注食前，试行小量饮水，如无咽下障碍，以半流质食为宜，以后逐渐给半固体食物，如病人能摄取 1 / 2 以上的日食量，则可拔出胃管，经口进食。④促进规律排便，注意饮食调整，给予充分水量，训练病人定时排便的习惯。⑤注意身体的清洁卫生，预防并发症。⑥做好家属的指导工作，叮嘱家属要有长期打算，做好经济计划安排和时间安排，指导家属学习掌握有关日常生活的必要知识和技术，树立信心，积极参与。

（二）中枢性高热护理

本病由体温调节中枢障碍引起，尤以体温散热功能障碍引起者为多。多见于视丘下部到脑干部损害者。其特点为体温持续发热达 39～41℃，皮肤苍白，四肢厥冷，常伴有过度换气，脉快，但无寒战、出汗，血象无明显增高。

1. 护理重点

（1）为保持病人体温正常，减少其耗氧量，应注意有效降温。

（2）观察其特性及早发现并发症。

（3）保持水、电解质平衡，及时补充水、各种无机盐及能量，以维持正常生理功能。

2. 观察要点

（1）观察全身情况及热型，定时测量体温、脉搏、呼吸、血压。

（2）观察四肢末端有无冷感，发绀。

（3）观察有无表现视丘下部的损伤或功能障碍体征，如意识低下、昏睡状态、瞳孔异常改变、尿崩等。

（4）观察皮肤情况，有无冻伤、压疮等。

3. 具体护理措施

（1）调整室温，用冷调器降低室温，充分换气，提高病人体表冷却效果。

（2）除去厚被褥、毛毯等，采用物理降温，如冰敷、酒精或热水擦浴、冰帽、冰毯等。

（3）按医嘱应用解热、镇静药。

（4）补充液体每日 2 000～3 000 ml。

（5）降温不可过快，当中如发现有恶寒、痉挛、休克者立即停用降温法，给予保暖、镇静。

（6）物理降温后每隔 30～60 min 测体温、呼吸、脉搏、血压一次，并记录直到全身状况平稳为止。

（7）观察其意识、瞳孔、对光反射、四肢运动及皮肤色泽等。

（8）定时翻身、叩背，做好皮肤护理，预防并发症的发生。

（三）外伤性癫痫的护理

由于颅脑损伤所引起的癫痫发作称外伤性癫痫，外伤早期发生的癫痫，常由脑挫裂伤、颅内血肿、蛛网膜下腔出血、急性脑水肿及颅骨凹陷骨折引起。伤后数月或一年多后发生的晚期癫痫、多因颅内异物、慢性血肿、脑皮质萎缩和脑膜一脑瘢痕造成，一般以局限性进展性发作为多，也可有大发作和小发作。颞叶损伤后可有精神运动性发作。

1.癫痫发作时的观察要点

（1）观察是强直性肌肉痉挛，还是间断性痉挛；是大发作还是小发作；发作时手足抽搐状态。

（2）发作持续时间。

（3）发作部位是全身性还是局部性的，有无前驱症状。

（4）意识状态的观察，注意有无意识消失，消失时间。

（5）观察瞳孔情况，有无散大、缩小，有无对光反射。

（6）发作后病人意识恢复状态及其他症状。如有无烦躁不安或嗜睡状态，有无尿失禁、脑膜刺激征状及四肢活动情况。

2.癫痫发作时的护理措施

（1）立即让病人平卧、宽解衣服，头偏向一侧，保持呼吸道通畅，及时给氧。

（2）尽快将压舌板或毛巾置于病人齿龈，防止咬破舌头及颊部。

（3）专人陪护，移去床周危险物品，以防坠床和意外。

（4）抽搐的肢体不能暴力硬压，以免骨折，脱臼。

（5）积极控制抽搐，选用地西泮、苯妥英钠、苯巴比妥等抗惊厥药物，不能从嘴里喂药，以防误吸。

（6）保持安静，减少外来刺激。

（7）做好床边护理，记录癫痫发作时间并向医师报告。

3.癫痫间隙期的护理

（1）按时按量服用抗癫痫药，观察其效果及副作用。

（2）保持病区安静、病人情绪稳定，减少不必要的刺激。

（3）能走动者限制病区内活动，外出需有人陪伴，以防万一。

（4）做好各种生活护理，需手术者做好术前护理准备。

第七节　颅脑损伤亚低温治疗临床监护

20世纪80年代以来，随着动物实验研究及临床研究的深入，使人们对亚低温治疗脑损伤的疗效得到进一步的认识。研究结果表明：体温保持在32～35℃亚低温状态，能显著降低重型颅脑损伤病人的死亡率和伤残率，改善预后，并无严重并发症，是目前国内外一些医院对重症脑损伤救治中一种新的、有效的治疗方法之一。

【亚低温脑保护机制】

目前对其脑保护机制有以下几个方面：

1.降低脑耗氧量和脑代谢率，增加对缺氧的耐受力。脑耗氧量在31℃以上时改变较少，30℃时开始急剧下降，在30℃时的脑代谢率仅为常温的50%左右。同时亚低温能显著升高脑组织中ATP含量和腺苷酸激酶的活性，使脑对缺氧的耐受力增强。

2.保护血脑屏障，减轻脑水肿。研究发现，伤后30min开始亚低温治疗（33～35℃）能显著减轻脑挫裂伤区血脑屏障的破坏：30～33℃低温能有效地减轻脑水肿程度。同时，亚低温时能降低颅内血容量，体温每降1℃，脑血流量平均减少6.7%，因而能有效降低颅内压。

3.抑制内源性毒性物质对脑细胞的损害作用。亚低温能明显抑制损伤后脑组织多巴胺、去甲肾上腺素和5-羟色胺等单胺类物质及内源性阿片肽的生成和释放，从而抑制其对脑损伤后神经细胞的损害作用。

4.减少钙离子内流，减轻脑损伤后的钙超载。

5.抑制脑内脂质过氧化反应，保护脑组织自身的抗氧能力，有利于脑功能恢复。

6.促进脑组织pH值恢复到正常范围，减少脑组织乳酸堆积，改善酸中毒症状。

7.能使脑细胞结构蛋白合成明显降低，减少神经细胞结构蛋白破坏，促进脑功能修复。

8.减轻脑损伤周围皮质及海马区神经细胞凋亡，抑制某些早期反应基因过度表达，减轻神经细胞死亡。

【亚低温治疗的适应证】

1.重度脑挫裂伤、伴广泛脑水肿或脑肿胀。

2. 原发性和继发性脑干损伤。

3. 重度弥漫性轴索损伤。

4. 中枢性高热病人。

5. 颅内血肿清除或颅内减压术后脑水肿严重者[GCS<7 分，ICP≥2.67 kPa(20 mmHg)]。

【亚低温治疗的禁忌症】

1. 全身处于衰竭状态者。

2. 合并休克，尚未得到彻底纠正者。

3. 老年且伴有严重心血管功能不全或心血管疾病。

4. 婴幼儿脑损伤。

5. 轻、中度脑损伤病人（GCS>8 分，ICP 正常）。

【亚低温治疗室的设备配置】

（一）基本设施

亚低温治疗室按重症监护室要求配备心电监护仪、呼吸机、输液泵及抢救器械一套。室内安装冷热两用空调。

（二）亚低温治疗的设备要求

亚低温治疗过程各项指标要求较高，不能有半点差错，故要求降温设备配置要好。目前国内各医院较多应用自动降温毯、颅脑降温仪及体温监测仪等设备。

（三）药物准备

急救药品同重症监护室要求配齐，另备安定注射液和亚低温常用冬眠药物表 2-2。根据病人的病情及个体差异，选择药物及用量。

表 2-2 亚低温疗法常用冬眠药物配方与剂量

合剂	配方	剂量		用法
		成人	小儿	
冬非肌松合剂	氯丙嗪	100 mg	一	加入 500 ml 生理盐水静滴，剂量
	异丙嗪	100 mg		和速度主要根据病人体温、心

	阿曲库铵	200～400 mg		率、血压和肌张力等指示调节
冬眠Ⅰ号	氯丙嗪	50 mg	0.5～1mg/kg	肌肉注射、静脉滴注方法均可
	异丙嗪	50 mg	0.5～1 mg/kg	首次剂量用全剂的半量，以后每
	哌替啶	100 mg	0.5～1 mg/kg	4～6 h 用1/2量或1/4量维持。应根据病情调整用量，保持病人安静、无寒战和血压低于9.31 kPa（70 mmHg）为度。
冬眠Ⅱ号	双氢麦角碱	0.6 mg	0.001-0.02 mg/kg	用法同上
	异丙嗪	50 mg	同Ⅰ号配方	
	哌替啶	100 mg	同Ⅰ号配方	
冬眠Ⅲ号	异丙嗪	50 mg	同Ⅰ号配方	
	哌替啶	100 mg	同Ⅰ号配方	
冬眠Ⅳ号	乙酰丙嗪	20 mg	0.5 mg/kg	用法同上
	异丙嗪	50 mg	同Ⅰ号配方	
	哌替啶	100 mg	同Ⅰ号配方	
冬非合剂	氯丙嗪	100 mg		用法同上
	异丙嗪	100 mg		
海非合剂	双氢麦角碱	0.6 mg		用法同上
	异丙嗪	100 mg		

【亚低温治疗的方法】

亚低温治疗的方法因各医院设备配置及治疗经验的不同，所采取的方法有多种，现只将基本方法做一介绍供参考。

方法：将病人卧于冰毯床上，置颅脑降温仪于头部，肛温测量仪插入直肠内并连接于冰毯机中，调节颅脑降温仪温度在-2℃，冰毯机3℃，同时静脉内滴注冬眠合剂液（配方：盐酸哌替啶100 mg，氯丙嗪50 mg，异丙嗪50 mg，加0.9%氯化钠100 ml），输液泵控制滴速为10～18 ml / min，等肌颤完全消失，即停止输注，并计算出所用冬眠合剂量，然后将其量改用肌肉注射4～6 h一次，将冰毯机温度调升至12～13℃。降温过程要求在4~8 h达亚低温状态，其过程注意预防肌颤现象。持续肛温监测，将病人体温（肛温）控制在33～35℃之间。根据病人情况，亚低温治疗时间为3～6 d，然后自然复温。

【亚低温治疗的监护】

亚低温治疗过程分降温过程、亚低温过程和复温过程三个阶段，各个阶段的要求不同，故监护的内容及措施各异。

（一）降温过程

1. 亚低温室的管理　亚低温治疗室保持安静、整洁，室内空气消毒3次/d，台面及地面用快消净擦拭消毒2 次 / d，实行隔离式管理，出入更鞋，控制人员进出。室内备心电、血压监护仪，呼吸机、吸痰器、输液泵及其他急救器材和抢救药品。冰毯机、颅脑降温仪用后行终末消毒处理后备用，定期检修，保持各种仪器性能良好，以备急需急用。

2. 病人准备　将病人置于冰毯床上，采取头高位（床头抬高15°～30°），给氧2～4 L / min，保持呼吸道通畅，留置尿管、胃管，以便对其功能及胃内容物的监测，建立输液通道，以深静脉留置针为主。头部置颅脑降温仪时，注意头部位置，避免头过伸位或屈位，头皮表面及双耳用消毒棉垫包裹，防头皮直接接触引起冻伤。会阴部清理干净后将肛温仪插入直肠内并固定好。建立亚低温治疗观察单，将第一次体温、心率、血压数据填入单内。

3. 降温过程监护　降温过程在4～8 h达亚低温状态，这一过程可出现肌颤、呼吸异常及心率改变，要严密监测病人体温、血压、呼吸及全身肌肉松弛情况，根据体温及肌松程度调整给药速度及用量，当病人躁动、体温不降时，可加大冬眠合剂用药量，或静脉注射地西泮注射液10 mg。当病人体温降至亚低温水平、肌肉放松时，适当减少用药量和用药时间，以维持亚低温水平。从临床观察看，当病人体温降至34℃时，可见部分病人出现肌颤现象，可能为低温刺激反应，此时静脉注射地西泮10 mg或肌注氯丙嗪25 mg，症状能很快控制。

（二）亚低温过程

1. 体温监护　肛温测定可作为临床可靠指标，亚低温过程中采用肛温仪持续动态监测病人体温，使病人体温维持在 33～35℃之间，如肛温>35℃时，及时调整冰毯机温度（向下调 1～2℃），如体温<32℃时，及时将冰毯机温度向中调 1～2℃，同时适当延长用药时间。经处理体温仍持续下降者，提示病人预后差，即停用冰毯机和颅脑降温仪，进行复温，对自然复温不起效者，及时采用电热毯复温。

2. 呼吸道管理　本组病例均行气管插管或气管切开，亚低温过程给予定时叩背、吸痰，保持气道湿化，雾化吸入 3～6 次/d，口腔护理 2 次/d，气管切开者注意无菌操作，更换气管垫 2 次 / d，保持局部清洁，遇污染及时更换。呼吸频率维持在 12～16 次 / min，持续低流量吸氧，维持氧饱和度 0.99 以上。监测动脉血气指标，维持氧分压、二氧化碳分压、pH 值于正常范围。遇呼吸变慢或呼吸停止，即给予呼吸机辅助呼吸。临床观察发现在亚低温治疗过程中，未用阿曲库铵等肌松药组，出现呼吸抑制症状较少见。

3. 循环功能维护　每天输液 2 000 ml 左右，胶、晶体交替使用，其中包括高营养素、抗生素及止血类药输入，采用输液泵 24 h 均匀输入，维持有效循环血量。持续动态心电、血压监护，心率维持在 60 次 / min，血压维持在 12～13.3 / (6.7～8) kPa [90～100 / (50～60) mmHg]，监测血生化项目，维持血钾、钠、氯、钙于正常范围，遇偏低或偏高时及时调整输入各种电解质量。遇心率<40 次 / min、血压下降时，查明原因，如系液体量不足所致，可适当加快输液速度或输少量血。

4. 脑保护措施　头部位置不正，肌颤及吸痰过程都可造成颅内压增高现象。亚低温治疗中.应注意头颅与脊柱于水平位，放过伸或屈曲，根据病人情况调整镇静类药物的用量，防止频繁肌颤。吸痰过程时间过长，呛咳过久可致颅内压增高。临床中采用光纤颅内压仪进行持续颅内压监测，维持颅内压在 2.67 kPa（20 mmHg）以下，以防颅内压增高，造成继发性脑损伤。

5. 并发症的预防及护理　亚低温过程，由于免疫功能抑制，凝血功能障碍等，可引起出血倾向、感染、水电解质紊乱、心律失常等并发症。其护理的防范措施为：

（1）加强皮肤护理，擦澡 1 次/d，翻身、叩背 1 次/2 h，以减轻皮肤受压，改善低温下的血液循环，防止局部冻伤或褥疮的发生。

（2）注意呼吸道护理，做好口腔护理，及时吸痰，定时叩背，防坠积性肺炎和口腔炎。

（3）膀胱冲洗，会阴擦洗 2 次 / d，保持引流通畅，严密观察尿的颜色、性状及量，防泌尿系感染等。

（4）定时抽取胃液，观察胃液性状，病情允许的情况下给予氢氧化铝凝胶、雷尼替丁等药，保护胃黏膜防应激性出血。

（5）采用输液泵 24 h 均衡输液，定期检测水、电解质，维持病人有效循环血量，防水、电解质紊乱。

（6）病情允许的情况下尽早给予管喂饮食，保证机体所需营养，维持负氮平衡，提高肌体抵抗能力。

（三）复温过程

1. 复温处理　复温一般采用自然复温法，停用冰毯机和颅脑降温仪，提高室内温度在 25～26℃。复温以每 4 小时升高 1℃的速度，经过 12 h 使体温达 37℃为宜。

2. 复温过程并发症预防及护理　复温过程由于体温逐步升高，血管扩张，有效循环血量减少，部分病人可出现肌颤，低血容量性休克，反跳畦高血钾和高热等并发症。其护理防治措施如下：

（1）坚持复温程序，持续监测病人体温，防止复温过快。

（2）整个复温过程仍定时使用镇静剂，出现肌颤时即静脉注射地西泮 10 mg，控制症状。

（3）持续水、电解质监测，保证水、电解质在每单位时间内进入体内，防水、电解质紊乱。

（4）遇低血容量性休克者，即给予儿茶酚胺类药，如肾上腺素，以增加外周血管阻力，缓解休克症状。

（5）反跳性高热，即给予有效物理降温、冬眠，尽快控制体温，减少继发性脑损伤。

第三章　脊髓损伤

【概　述】

脊髓损伤（spinal cord injury，SCI）仍然是致残率极高的严重损伤。尤其是交通的高速化、建筑的高层化及体育运动的高难度化和现代战争的强威力等因素，使脊髓损伤发生率上升及损伤程度加重。

【病　因】

（一）外伤性脊髓损伤

1.直接外力　外界物体直接打击造成椎管骨性结构破坏进而损伤脊髓；火器或利器直接损伤脊髓。

2.间接外力　交通事故、高处坠落等意外时，外力一般未直接作用于脊柱，但间接外力引起各种类型的骨折脱位，进而造成脊髓损伤。

脊柱最易受损伤的部位是：下颈段（$C_{5\sim7}$）、中段胸椎（$T_{4\sim7}$）、胸腰段（$T_{10}\sim L_2$）。其中胸腰段发生率最高。

（二）非外伤性脊髓损伤

肿瘤、血管意外、髓内或蛛网膜下腔出血等也可造成脊髓压迫损伤。

【病　理】

按脊髓损伤的部位和程序可分为：

1.脊髓震荡　脊髓震荡是最轻微的脊髓损伤。脊髓遭受强烈震荡后立即发生弛缓性瘫痪，损伤平面以下感觉、运动、反射及括约肌功能全部丧失。但组织形态学无病理变化，只是暂时性功能抑制，常在伤后数分钟、数小时或数日内开始逐渐恢复，最终可完全恢复。

2.脊髓挫伤与出血　为脊髓的实质性破坏，外观虽完整，但脊髓内部可有出血、水肿、神经细胞破坏和神经传导纤维的中断。脊髓挫伤的程度有很大的差异，轻者局部轻度水肿和点状出血，重者则有成片挫伤、出血，可有脊髓软化及瘢痕形成。

3.脊髓断裂　脊髓的连续性中断，可为完全性或不完全性，不完全性常伴有挫伤，又称挫裂伤。脊髓一旦断裂，目前尚无有效方法促其恢复。通过组织工程、基因工程技术促进脊髓再生的研究正在逐步展开，真正应用于临床尚需较长的摸索过程。

4.脊髓受压　骨折移位、碎骨片与破裂的椎间盘组织进入椎管可以直接压迫脊髓，而皱缩的黄韧带及血肿亦可压迫脊髓。如及时去除压迫物，脊髓功能可望部分或完全恢复；若压迫时间过长，脊髓因缺血、缺氧而发生软化、萎缩、瘢痕或空洞化。

5.马尾神经损伤　第2腰椎以下骨折脱位可产生马尾神经损伤，表现为受伤平面以下出现弛缓性瘫痪。

6.脊髓休克　各种较重的脊髓损伤后均可立即发生损伤平面以下弛缓性瘫痪，这是失去高级中枢控制的一种病理现象。2～4周后这一现象可根据脊髓实质性损害程度的不同而发生损伤平面以下不同程度的痉挛性瘫痪。

【临床表现】

脊髓损伤后，损伤平面以下的感觉、运动、反射及自主神经功能障碍。由于损伤的部位和损伤的程度不同而致临床表现复杂化和多样化。

1.脊髓损伤　脊髓损伤早期，由于脊髓休克，常表现为损伤平面以下出现弛缓性瘫痪，运动、反射及括约肌功能丧失，有感觉丧失平面及尿便不能控制。2～4周后逐渐演变成痉挛性瘫痪，表现为肌张力增高、腱反射亢进，并出现病理性锥体束征。

胸段脊髓损伤表现为截瘫，颈段脊髓损伤则表现为四肢瘫。上颈段损伤的四肢瘫痪表现为痉挛性瘫痪，下颈段损伤的四肢瘫由于脊髓颈膨大部位和神经根的毁损，上肢表现为弛缓性瘫痪，下肢表现为痉挛性瘫痪。

(1)Brown-Sequard征：即脊髓半切征。损伤平面以下同侧肢体的运动及深感觉消失，对侧肢体痛觉和温觉消失。

（2）脊髓前综合征：颈脊髓前方受压严重，有时可引起脊髓前中央动脉闭塞，出现四肢瘫痪，下肢瘫痪重于上肢瘫痪，但下肢和会阴部仍保持位直觉和深感觉，有时甚至还保留有浅感觉。

（3）脊髓中央管周围综合征：大多数发生于颈椎过伸性损伤。颈椎管因颈椎过伸而发生急剧容积变化，脊髓受皱缩黄韧带、椎间盘或骨刺的前后挤压，使脊髓中央管周围的传导束受到损伤。表现为损伤平面以下的四肢瘫，上肢重于下肢，没有感觉分离，预后差。

2. 脊髓圆锥损伤　正常人脊髓终止于第 1 腰椎体的下缘，因此第一腰椎骨折可发生脊髓圆锥损伤，表现为会阴部鞍区皮肤感觉缺失、括约肌功能丧失，从而致尿便及性功能障碍，而双下肢的感觉和运动功能正常。

3. 马尾神经损伤　马尾神经起自第 2 腰椎体水平的骶脊髓，一般终止于第一骶椎下缘。马尾神经损伤后表现为损伤平面以下弛缓性瘫痪，有感觉及运动功能障碍及括约肌功能丧失，肌张力降低，腱反射消失，没有病理性锥体束征。

【诊　断】

1. 病史　绝大多数有严重的外伤史，要明确受伤的时间、受伤的过程，包括受伤时的姿势及搬运的方法等。

2. 症状和体征　注意生命体征的观察，在生命体征平稳的情况下，进行系统的神经系统检查，包括感觉、运动、反射等功能的检查。

3. 辅助检查　包括 X 线平片、脊髓造影、CT、MRI 等检查。

根据上述资料，多能明确诊断，并能确定损伤的平面和程度，即定位和定性诊断。但由于早期脊髓休克的存在，往往难以作出明确的定性诊断。

【急救搬运】

脊髓损伤病人搬运时应尽量避免脊柱骨折处的移动，不能让病人站立和坐起，更不能让病人躯干随意扭曲。

1. 搬运工具要用硬质担架或木板。

2. 搬运时应注意病人的体位，不能将病人四肢拎起抬送；不能用暴力强拉硬拖身体的某一部分；禁止背送，以免加重脊柱骨折的畸形和脊髓损伤的程度。

3. 搬运前先将病人的双上肢贴于躯干两侧，双下肢理直并拢，三人一齐平托或使病人躯干及四肢成一整体滚动移至担架或木板上。

4.颈椎损伤的病人，要仰卧位，必须有一人双手稳定其头部固定于中立位，颈两旁垫以沙袋或卷叠的衣物等，防止转动或前屈。

5.胸腰椎骨折病人，仰、俯卧位均可，但必须保持脊柱的正常曲线，不要前屈或后伸。

【治疗原则】

1.优先抢救威胁生命的损伤。由于脊髓损伤伤情严重，往往伴有颅脑、胸腹脏器、大血管等重要组织器官损伤，因此必须抢救生命，在生命体征平稳的情况下，积极处理脊髓损伤。

2.尽早解除对脊髓的压迫是保证脊髓功能恢复的首要问题。复位是最好的减压方法，包括闭合复位和手术切开复位等方法。

3.合适的固定，防止骨折脱位错位造成的脊髓再损伤。

4.减轻脊髓水肿和继发性损害：①激素的早期应用；②脱水；③高压氧治疗；④纳洛酮的应用。

5.防止及治疗并发症，如压疮、呼吸系统感染及泌尿系统感染等。

6.康复治疗及功能重建。

7.在实验研究中，已开始通过基因工程和组织工程技术进行脊髓再生的研究，有望为损伤脊髓的修复提供新的有效途径。

【常见并发症】

1.呼吸衰竭及肺部感染　呼吸衰竭及肺部感染是病人早期死亡的主要原因。自主呼吸运动由膈肌及肋间肌完成，损伤水平不同可产生不同程度的呼吸功能障碍。C_4水平以上的脊髓损伤导致了膈肌及肋间肌同时瘫痪，因而使病人自主呼吸功能完全丧失，需终身呼吸机依赖。C_4水平以下、T_{12}以上的脊髓损伤，由于影响了肋间肌和（或）腹肌的功能，可出现潮气量和肺活量的减低，同时导致咳嗽无力，气道分泌物难于排出，故易致肺不张和肺炎。

2.排尿障碍及泌尿系感染　脊髓损伤病人均有不同程度的排尿功能障碍。脊髓损伤的平面不同可导致不同的排尿功能障碍类型。临床主要表现为尿潴留或尿失禁。尿潴留和排尿后残余尿增加是泌尿系感染的根本原因。脊髓休克期，膀胱呈完全的弛缓性麻痹，发生急性尿潴留，如未行导尿，则尿液从膨胀的膀胱内溢出，即被动性尿失禁。脊髓休克期过后，膀胱的状态呈现反射性和自主性膀胱两种。反射性膀胱是指上运动神经元损伤性膀胱，损伤部位为脊髓圆锥以上，低级排尿中枢完整，可通过低级排尿中枢形成反射性膀胱。自主性膀胱为下运动神经元损伤性膀胱，损伤部位在脊髓圆锥或马尾神经，反射弧中断，依靠膀胱壁内的固有神经细胞形成自主性膀胱。

3.褥疮　褥疮是瘫痪病人三大并发症之一。其原因主要是：①感觉丧失的病人长期卧床而未及时变换体位导致局部长时间受压、血流受阻、组织缺血；②尿便功能障碍而致局部潮湿、污染；③局部失去神经营养作用；④自主神经功能失调，导致局部循环功能障碍；⑤瘫痪病人肌肉乏力、消瘦、营养不良等，导致骨隆凸部位组织易受压。

4－体温失调　脊髓尤其是颈髓损伤后，由于自主神经功能紊乱，导致体温调节障碍，体温常随外界温度而变化。病人多表现高热，体温可达40℃以上；也可表现为低温，尤其是寒冷季节因血管不能收缩而致体温不升，可低至35℃以下。对体温失调的病人要注意室温的控制，高热病人宜用物理方法降温。

5.深静脉血栓　深静脉血栓好发于下肢，常发生在受伤后的第一个月内。临床表现为具有特征性的下肢肿胀，也可伴有红斑、肢体温度降低。

6.心血管并发症　支配心脏的交感神经其节前纤维均起自T_2以下，节后纤维自颈上、颈中、颈下交感神经节发出；副交感神经起于延髓，通过迷走神经对心脏起抑制作用。高位脊髓损伤后交感神经功能消失，而迷走神经占优势，故心动缓慢、脉压增大、脉搏有力、血压偏低或正常。另外，脊髓损伤平面以下自主神经功能紊乱，加上长期卧床，病人易出现直立性低血压。

7.消化系统并发症　急性期病人可发生应激性溃疡、腹胀或麻痹性肠梗阻。急性期后主要问题是便秘，由于脊髓损伤后，S_2～S_4的副交感神经中枢与高级中枢的联系中断，缺乏胃结肠反射，结肠蠕动减慢，肠内容物过多吸收及直肠排便反射消失等引起。

8.疼痛　脊髓或马尾损伤后疼痛是一个严重而常见的问题。早期主要是脊柱骨折处损伤性疼痛，后期可能会有神经根疼痛。

【护 理】

（一）评估

内容包括受伤史、伤后全身情况，特别是呼吸、血压、脉搏、体温的情况；还有受伤局部情况以及感觉、运动障碍平面、程度，X线平片及CT等检查结果、病人的社会心理状况。

（二）护理诊断

脊髓损伤病人可能的护理诊断为：

（1）绝望。

（2）自我形象紊乱。

（3）疼痛。

（4）排尿异常。

（5）便秘。

（6）躯体移动障碍。

（7）自理缺陷。

（8）有废用综合征的危险。

（9）潜在并发症：肺炎、褥疮、泌尿系感染和结石、直立性低血压、深静脉血栓形成。

（三）计划

脊髓损伤病人预期的护理目标是：病人能以积极的态度参与治疗和康复，学会翻身、皮肤护理及排空膀胱、定时排便等方法，防止各种并发症的发生。

（四）实施

1. 心理支持　脊髓损伤因致残率高而易使病人产生悲观、绝望、焦虑和抑郁等心态。护理人员应首先理解病人的心理状态，与病人建立相互信任的关系。通过交谈消除其焦虑和失望，使病人不仅知道身体恢复的潜力，而且了解由于残疾造成的生活受限程度；同时鼓励病人积极参与康复训练。只有这样，病人才能持有现实的态度，充分发挥自己的潜能，达到最大程度地康复。另外，亲朋好友的安慰、关心、支持对病人康复过程亦有积极的作用。

2. 体位与移动　正确的姿势可以预防发生压疮和肢体挛缩、畸形，保持关节良好的功能位置。

（1）卧位：枕头置于小腿下防止足跟和踝部负重，足底垫枕防止足下垂，侧卧时两膝间置枕，背部垫枕防止体位滑动。

（2）体位变换：病人必须坚持每 2 h 翻身一次，即使在夜间也不应间断，仰卧位与侧卧位交替；病情允许时，积极训练病人自主翻身。

（3）床上移动：支撑动作是床上移动的基本动作，病人取伸膝坐位，身体前倾，手掌贴床，肘伸直，用力撑起，使臀部离座并向后抬起，继而前后或侧方移动。

3. 预防肺部感染　保持所处空间空气流动。冬季要注意保暖，防止受凉；鼓励咳嗽咳痰，经常做深呼吸及上肢外展扩胸动作；有痰难以排出者，可雾化吸入及体位引流。

4. 预防压疮

（1）经常变换体位：每次翻身时都要检查易发生压疮部位的皮肤，若皮肤有受压的痕迹，要引起特别注意。

（2）皮肤护理：强调保持病人皮肤的清洁和干燥。

（3）改善座位时的血供：使用轮椅的病人，坐垫宜用 10cm 厚的海绵垫，每 20～30min 用双手支撑使臀部离开坐垫至少 10 s，以减少对坐骨结节的压迫。

（4）教会病人皮肤的自我保护，每日用镜子检查受压皮肤。

（5）注意改善全身营养状况。

5. 膀胱管理

（1）导尿：

①间歇导尿：这是瘫痪早期较好的排空膀胱的方法，且泌尿道感染率低、并发症少。每 4～6 h 导尿一次，入睡后导尿管持续引流，这可以使膀胱有节律地充盈与排空，防止

膀胱挛缩，还有利于向反射性膀胱发展。为避免膀胱过度膨胀，须记录液体入量，一般白天每小时饮水 200 ml，如在导尿间歇有排尿则可增加液体大量。

②留置导尿：如病人已发生严重泌尿系感染，或静脉输入大量液体时，则需留置导尿。注意尿道口护理。并保证摄入足够的液体。

（2）逐渐停止导尿：

①间歇导尿者：反射性膀胱常在伤后 3～4 周开始排尿。每次导尿前半小时让病人试解。随着排尿量的增加，导出尿量逐渐减少。当每次导出尿少于 400ml 时，导尿可减至每日 2 次；当残余尿少于 250 ml 时，每日导尿 1 次即可。连续几天残余尿少于 100 ml 时，可停止导尿。自主性膀胱是通过用力按压下腹而排尿，按同样的步骤停止导尿，病人必须养成按时排尿的习惯（日间每 3 h 一次）。

②留置导尿者：在脊髓休克期后，尿液变清时可开始“排尿试验”。在试验前一周夹管，每 3 小时开放一次。如 2～3 h 后无自发排尿，叩击下腹部然后用力按压，每半小时重复一次。如果排尿试验 6~8 h 后仍无尿排出，重新留置尿管；如有一些排尿，则间歇导尿，以后逐渐拔除尿管。

（3）膀胱训练：

①反射性膀胱：逼尿肌的反射性收缩可以通过按摩或有节奏地叩打耻骨联合上的腹壁而引发，也可刺激另外一些“触发点”，如按摩大腿内侧或会阴部等。

②自主性膀胱：虽然病人逼尿肌不能反射性收缩，但可以通过用手压迫耻骨上腹壁而使膀胱排空。要增加膀胱压力，病人可将拳置于耻骨联合上方，一上一下地按压腹壁，按压时身体前倾，直到尿流中断。

病人了解这两种类型膀胱的特点后，通过训练，就可逐渐掌握排空膀胱的方法，防止膀胱发生活动性感染。

6. 排便管理　早期瘫痪病人只能喝些饮料，因为此时还有发生神经源性麻痹性肠梗阻的危险。排便训练，应从病人恢复普通饮食后开始。其目的是使病人肠内容物每天或每两天准时排送到直肠，并在病人准备排便时通过排便反射排出。可通过下列方法达到上述目的：

（1）晚上服用缓泻剂，如番泻叶等。

（2）第二天清晨为病人肛内用甘油栓、开塞露等，半小时后戴上手套，用手指刺激病人排便。

（3）调整饮食，吃含纤维素较多的食物。

（4）顺着结肠的走向自我按摩腹部，可促进肠蠕动。

7. 指导功能　锻炼被动运动可促进血液循环，保持关节和软组织的最大活动范围，在病人受伤入院的第一天就要开始进行。病人处于脊髓休克期时，每天进行两次被动运动，每次大约活动 5 min。以后可每天做一次，一直持续到病人能够进行主动运动，并且能够靠自己的力量保证充分的关节活动范围为止。关节被动运动要缓慢、轻柔、有节奏地进行，还要考虑病人的既往病史和年龄因素。

8. 疼痛的护理　对骨折脱位的损伤性疼痛，应遵医嘱按时给药，并及时观察用药后效果。还可以运用分散注意力、松弛疗法等措施缓解病人的疼痛。对于后期的神经根疼痛，积极地康复更为重要。轮椅运动尤其有益，它有助于病人忽略疼痛。

9. 预防深静脉血栓形成　鼓励病人积极活动肢体；抬高下肢；瘫痪部位不穿刺；观察双下肢温度及有无肿胀。一旦血栓形成，应停止下肢的被动运动，并观察有无肺栓塞的症状。

10. 预防直立性低血压　帮助病人逐渐适应由卧位到坐位，由坐位至立位的变换；体位变换后注意观察有无低血压的表现；使用腹带或弹力袜有预防低血压的作用。如出现症状，降低床头或后倾轮椅。

第四章 普外科常见疾病护理

第一节 甲状腺功能亢进症患者护理

【概　述】

甲状腺功能亢进症（hyperthroidism 简称甲亢）系指由于各种原因致使甲状腺激素分泌过多引起的临床综合征。

【分　类】

按引起甲亢的原因，甲亢可分为原发性、继发性和高功能腺瘤三类。

（一）原发性甲亢是最常见的一种类型。指在甲状腺肿大的同时出现功能亢进症状。患者的年龄多在 20—40 岁。腺体多呈弥漫性肿大，两侧对称，常伴有眼球突出，故又称“突眼性甲状腺肿”，有时伴有胫前黏液性水肿。

（二）继发性甲亢是较少见的一种类型。指在结节性甲状腺肿的基础上发生甲亢，患者先有结节性甲状腺肿多年，以后才逐渐出现功能亢进症状。多发生于单纯性甲状腺肿的流行地区。年龄多在 40 岁以上。肿大的腺体呈结节状，两侧不对称，容易发生心肌损害。

（三）高功能腺瘤属于比较少见的一种类型。腺体内有单个的自主性高功能结节，结节周围的甲状腺组织呈萎缩改变，放射性碘扫描显示结节的聚碘量增加，呈现“热结节”。

【病因和病理】

原发性甲亢的病因迄今尚未完全清楚。近年来认为原发性甲亢是一种自身免疫性疾病，成淋巴细胞产生的两类免疫球蛋白，能抑制垂体前叶分泌促甲状腺激素，并与甲状腺滤泡壁细胞膜上的促甲状腺激素受体结合，从而导致甲状腺分泌大量的甲状腺素。至于继发性甲亢和高功能腺瘤的发病原因，也未完全明确。一般认为是甲状腺结节内的滤泡群无抑制地自主分泌甲状腺素，因而抑制了垂体前叶促甲状腺激素的分泌，以致结节周围的甲状腺组织功能被抑制而呈现萎缩状态。

甲亢的病理学改变为甲状腺腺体内血管增多、扩张，淋巴细胞浸润。滤泡壁细胞多呈高柱状并增生，形成伸入滤泡腔内的乳头状突起，滤泡腔内胶体减少。

【临床表现】

（一）甲状腺肿大多无局部压迫症状。由于腺体内血管扩张、血流加速，扪诊有震颤感，听诊时闻及杂音，尤其在甲状腺上动脉进入上极处更为明显。

（二）交感神经功能亢进患者常有多语、性情急躁、容易激动、失眠、双手常有纤微颤动，怕热、多汗、皮肤常较温暖。

（三）突眼征典型者双侧眼球突出、眼裂增宽。个别突眼严重者，上下眼睑难以闭合，甚至不能盖住角膜；凝视时瞬目减少，眼向下看时上眼睑不随眼球下闭，两眼内聚能力差等。

（四）心血管功能改变患者多诉心悸、胸部不适；脉快有力，脉率常在 100 次 / min 以上，休息和睡眠时仍快；收缩压升高、舒张压降低，故脉压增大。脉率增快及脉压增大常作为判断病情程度和治疗效果的重要标志。若左心逐渐扩张、肥大可有收缩期杂音，严重者出现心律失常、心力衰竭。

（五）基础代谢率增高其增高的程度与临床症状相平行。食欲亢进但消瘦，体重减轻，易疲乏，工作效率降低。部分患者可出现停经、阳痿等内分泌功能紊乱或肠蠕动亢进、腹泻等症状。极个别患者伴有局限性胫前黏液性水肿，常与严重突眼同时或先后发生。

【辅助检查】

（一）基础代谢率测定用基础代谢检测装置（代谢车）测定比较可靠，也可根据脉压和脉率用公式计算。即：基础代谢率%=(脉率+脉压)－111。±10%为正常，+20%～30%为轻度甲亢，+30%～60%为中度甲亢，+60%，以上为重度甲亢。测定必须在清晨空腹静卧时进行。

（二）甲状腺摄 ^{131}I 率测定正常甲状腺 24h 内摄取的 ^{131}I 量为总大量的 30%～40%，如果 2h 内甲状腺摄 ^{131}I 量超过 25%，或 24h 内超过 50%，且吸 ^{131}I 高峰提前出现，都反映有甲亢、但不反映甲亢的严重程度。

（三）血清 T3、T4 含量测定　甲亢时 T3 值的上升较早且快，可高于正常值的 4 倍左右；T4 上升则较迟缓，仅高于正常值的 2．5 倍，故测定 T3 对甲亢的诊断具有较高的敏感性。诊断困难时，可做促甲状腺激素释放激素（TRH）兴奋试验。即静脉注射 TRH 后，促激素（TSH）不增高（阴性），则更有诊断意义。

【护理评估】

（一）术前评估

1．健康史　了解患者的发病情况，病程长短，有无家族史及是否伴有其他自身免疫性疾病，既往健康状况，有无手术史等。

2．身体状况

（1）饮食习惯有无特殊嗜好，饮食量与食欲有无亢进。

（2）局部甲状腺肿块的大小、形状、质地、活动度。

（3）全身患者有无甲状腺功能亢进的表现及其程度。患病以来的治疗情况及效果。

（4）辅助检查了解患者的基础代谢率、甲状腺 ^{131}I 率、血清 T3、T4 的含量、同位素扫描、B 型超声等检查结果，有助于评估病情。

3．心理和社会支持状况

（1）心理状态患者常因无意中发现颈部肿块、病史较短或突然，或因已存在较长时间的颈部肿块突然增大而表现为惶恐、担心肿块的性质和预后，害怕手术，故需了解患者患病以来的心理状态。

（2）认知程度对甲状腺疾病的认识态度、对手术的接受程度、对术后康复知识的掌握程度。

（二）术后评估

1．所采用的麻醉方式、手术种类、术中情况。

2．术后生命体征和切口引流情况，有无甲状腺术后并发症的相应症状和体征。

3．患者获知具体病情、手术情况后产生的心理反应。

4．预后判断，根据甲状腺手术及术后病理结果评估患者预后。

【护理措施】

(一)术前护理充分而完善的术前准备和护理是保证手术顺利进行和预防甲状腺术后并发症的关键。

1. 完善术前各项检查对于甲亢或甲状腺巨大肿块者，除全面的体格检查和必要的化验检查外，还包括：①颈部透视或摄片，了解气管有无受压或移位；②检查心脏有无扩大、杂音或心律不齐等，并作心电图检查；③喉镜检查，确定声带功能；④测定基础代谢率要在完全安静、空腹时进行；⑤检查神经肌肉的应激性是否增高，测定血钙、血磷的含量，了解甲状旁腺的功能状态。

2. 甲亢患者的药物准备术前通过药物降低基础代谢率是甲亢患者手术准备的重要环节。通常为：①开始即用碘剂，2～3 周后甲亢症状得到基本控制（患者情绪稳定、睡眠好转、体重增加、脉率稳定在每分钟 90 次以下、脉压恢复正常、基础代谢率+20%，以下），便可进行手术。常用的碘剂是复方碘化钾溶液口服、每日 3 次，首日为每次 3 滴，次日每次 4 滴，依此逐日每次增加 1 滴直到每次 16 滴为止，然后维持此剂量；②先用硫脲类药物，待甲亢症状基本控制后停药，再单独服用碘剂 1 一 2 周手术；③少数患者服碘剂 2 周后症状改善不明显，可加服硫脲类药物，待甲亢症状基本控制、停用硫脲类药物后再继续单独服用碘剂 1～2 周后手术。在此期间要严密观察药物准备的反应与效果。碘剂的作用在于抑制蛋白水解酶，减少甲状腺球蛋白的分解，逐渐抑制甲状腺素的释放，有助于避免术后甲状腺危象的发生。但因为碘剂不能抑制甲状腺素的合成，所以一旦停服后，贮存于甲状腺滤泡内的甲状腺球蛋白便会大量分解，将使甲亢症状重新出现甚至加重，因此凡不准备施行手术治疗的甲亢患者均不能服用碘剂。由于硫脲类药物能使甲状腺肿大充血，手术时极易发生出血，增加手术困难和危险；而碘剂能减少甲状腺的血流量，减少腺体充血，使腺体缩小变硬，因此服用硫脲类药物后必须加用碘剂。对于不能耐受碘剂或合并应用硫脲类药物或对此两类药物无反应的患者，主张与碘剂合用或单用普萘洛尔做术前准备。每 6h 服药 1 次，每次 20～60mg，一般服用 4—7d 后脉率即降至正常水平。由于普萘洛尔半衰期小于 8h，故最末一次服用须在术前 1—2h、术后继续口服 4—7d。术前不用阿托品，以免引起心动过速。

3. 心理支持多与患者沟通交流，消除患者的顾虑和恐惧心理，避免情绪激动。精神过度紧张或失眠者，适当应用镇静剂或催眠类药物。心率过快者给予普萘洛尔 10mg 口服，3 次 / d。安排通风良好、安静的休息环境，指导患者适当卧床、减少活动，以免体力消耗。限制来访人员，避免过多外来刺激，使患者情绪稳定。

4. 饮食护理给予高热量、高蛋白质和富含维生素的食物，并给予足够的液体摄入以补充出汗等丢失的水分。少量多餐，加强营养支持，保证术前营养状态良好。禁用对中枢神经系统有兴奋作用的浓茶、咖啡等刺激性饮料，戒烟、戒酒。

5. 其他术前教会患者头低肩高体位，可用软枕每日练习数次，使机体适应术时颈过伸的体位。指导患者深呼吸，学会有效咳嗽的方法，有助于术后保持呼吸道通畅。突眼者注意保护眼睛，睡前用抗生素眼膏敷眼，可戴黑眼罩或以油纱布遮盖，以避免角膜过度暴露后干燥受损，发生溃疡。术日晨准备麻醉床时，床旁备引流装置、无菌手套、拆线包及气管切开包。

（二）术后护理

1. 体位与引流患者回病室后取平卧位。手术野常规放置橡皮片或引流管引流 24～48h，便于观察切口内的出血情况和及时引流切口内的积血，预防术后气管受压。待患者血压平稳或全麻清醒后取半坐卧位，以利呼吸和引流。

2. 加强术后病情观察监测呼吸、脉搏、体温、血压的变化，若脉率过快，遵医嘱肌内注射苯巴比妥钠或冬眠合剂Ⅱ号。观察伤口渗血情况，注意引流液的量和颜色，及时更换浸湿的敷料，估计并记录出血量。鼓励患者发音，注意有无声调降低或声音嘶哑。观察患者进食流质饮食后的反应，如有无呛咳或误咽，以早期判断有无神经损伤。

3. 指导患者康复锻炼保持头颈部于舒适位置。在床上变换体位，起身、咳嗽时可用手固定颈部以减少震动。患者切口疼痛明显并影响休息和活动时，可给予哌替啶等药物镇痛。指导患者深呼吸、有效咳嗽，必要时行超声雾化吸入，帮助其及时排出痰液，保持呼吸道通畅，预防肺部并发症的发生。

4. 饮食与营养术后清醒患者，即可给予少量温或凉水，若无呛咳、误咽等不适，可逐步给予便于吞咽的微温流质饮食，注意过热可使手术部位血管扩张，加重创口渗血。以后逐渐过渡到半流质和软食。甲状腺手术对胃肠道功能影响很小，只是在吞咽时感觉疼痛不适，应鼓励患者少食多餐，加强营养，促进伤口愈合。

5. 特殊药物的应用　甲亢患者术后继续服用复方碘化钾溶液，3 次 / d，以 16 滴 / 次开始，以后每日每次减少一滴，直至病情平稳。年轻患者术后常口服甲状腺素，30～60mg / d，连服 6～12 个月，用以抑制促甲状腺激素的分泌和预防复发。

【护理评价】

（一）术后疼痛是否得到控制，有无影响其睡眠与休息。

（二）术前准备是否充分，营养状况有无改善。

（三）患者术后能否有效咳嗽、及时清除呼吸道分泌物，保持呼吸道通畅。

（四）患者情绪是否平稳，能否安静地休息。患者及其家属对甲状腺手术的接受程度和治疗护理配合情况。

（五）术后生命体征是否稳定，有无呼吸困难、出血、甲状腺危象等术后并发症出现，防治措施是否恰当及时，术后恢复是否顺利。

第二节　肠梗阻患者护理

【概　述】

肠内容物不能正常运行、顺利通过肠道时，称为肠梗阻（intestinal obstruCTion），是外科常见的急腹症之一。其病情多变，发展迅速，若处理不及时常危及患者的生命，尤其绞窄性肠梗阻，目前死亡率仍相当高。

【临床表现】

（一）症状

1．腹痛单纯性机械性肠梗阻的特点是阵发性腹部绞痛，系由梗阻上方的肠管强烈蠕动所致。疼痛多位于腹中部，也可偏于梗阻部位。腹痛发作时，患者自觉有“气块”在腹中窜动，并受阻于某一部位，此刻绞痛最为剧烈。当腹痛的间歇期不断缩短并成为剧烈的持续性腹痛时，应考虑绞窄性肠梗阻的可能。麻痹性肠梗阻时，为持续性胀痛。

2．呕吐常为反射性。根据梗阻部位不同，呕吐出现的时间和性质各异。高位肠梗阻时，呕吐出现早且频繁，呕吐物主要为胃液、十二指肠液和胆汁；低位肠梗阻呕吐出现较晚，呕吐物常为带臭味的粪汁样物。若呕吐物为血性或棕褐色液体，常提示肠管血运障碍。麻痹性肠梗阻时的呕吐呈溢出性。

3．腹胀一般出现较晚，其程度与梗阻部位有关。高位肠梗阻由于呕吐频繁，腹胀不明显；低位或麻痹性肠梗阻则腹胀明显，遍及全腹。

4．停止排气排便不完全性肠梗阻可有数次少量排气、排便。完全性肠梗阻患者多停止排气、排便；但在梗阻早期，尤其是高位肠梗阻时，梗阻以下肠腔内残存的气体和粪便仍可排出，故早期有少量排便时，并不能排除肠梗阻。绞窄性肠梗阻时、可排出血性黏液样便。

（二）体征

1．腹部体征

视诊：单纯性机械性肠梗阻常可见腹胀、肠型和异常蠕动波；肠扭转等闭袢性肠梗阻的腹胀多不对称；麻痹性肠梗阻则呈均匀性全腹胀。

触诊：单纯性肠梗阻可有轻度压痛但无腹膜刺激征，绞窄性肠梗阻时可有固定压痛和腹膜刺激征。

叩诊：绞窄性肠梗阻时腹腔有渗液，可有移动性浊音。

听诊：机械性肠梗阻时，可闻及气过水声或金属音、肠鸣音亢进。麻痹性肠梗阻则肠鸣音减弱或消失。

2．全身单纯性肠梗阻早期多无明显全身性改变，晚期可有唇干舌燥、眼窝凹陷、皮肤弹性差、尿少等脱水体征。严重脱水或绞窄性肠梗阻时，可出现脉搏细速、血压下降、面色苍白、四肢发凉等中毒和休克征象。

【辅助检查】

（一）实验室检查肠梗阻后期，因脱水和血液浓缩而使血红蛋白值及红细胞压积升高。绞窄性肠梗阻时，可有明显的白细胞计数及中性粒细胞比例增加、呕吐物及粪便检查见大量红细胞或隐血试验阳性。合并电解质酸碱失衡时可有血钠、钾、氯及血气分析值的变化。

（二）X线检查一般在肠梗阻发生4—6小时后，立位或侧卧位X线平片可见胀气肠袢及数个阶梯状排列的气液平面，但无此征象者不能完全排除肠梗阻的可能。空肠梗阻、胀气可见“鱼肋骨刺”状的环形黏膜纹。绞窄性肠梗阻时，可见孤立、突出、胀大的肠袢，其位置不因时间而改变。

【护理措施】

（一）非手术治疗的护理

1．饮食肠梗阻患者应禁食，若梗阻缓解，如患者排气、排便，腹痛、腹胀消失后可进流质饮食，忌食产气的甜食和牛奶等。

2．胃肠减压　胃肠减压期间应观察和记录引流液的颜色、性状和量，若发现有血性液体，应考虑有绞窄性肠梗阻的可能。

3．体位生命体征稳定可取半卧位，可使膈肌下降，减轻腹胀对呼吸循环系统的影响。

4．缓解腹痛和腹胀若无肠绞窄或肠麻痹，可应用阿托品类抗胆碱药物解除胃肠道平滑肌痉挛，使腹痛得以缓解。但不可随意应用吗啡类止痛剂，以免掩盖病情。此外，还可热敷腹部、针灸双侧足三里穴；如无绞窄性肠梗阻，也可从胃管注入液体石蜡，每次20～30ml。

5．呕吐的护理呕吐时嘱患者坐起或头侧向一边，以免误吸引起吸入性肺炎或窒息；及时清除口腔内呕吐物，给予漱口，保持口腔清洁，并观察记录呕吐物的颜色、性状和量。

6．输液记录出入液量，观察和记录呕吐量、胃肠减压量和尿量等，结合血清电解质和血气分析结果合理安排输液种类和调节输液量。

7．防治感染和脓毒症正确、按时应用抗生素可有效防治细菌感染，减少毒素产生，时观察用药效果和副反应。

8. 严密观察病情定时测量记录体温、脉搏、呼吸、血压，严密观察腹痛、腹胀、呕吐及腹部体征情况；若患者症状与体征不见好转或反有加重，应考虑有肠绞窄的可能。绞窄性肠梗阻的临床特征：①腹痛发作急骤，起始即为持续性剧烈疼痛，或在阵发性加重期间仍有持续性疼痛。肠鸣音可不亢进。呕吐出现早、剧烈而频繁；②病情发展迅速，早期出现休克，抗休克治疗后症状改善不显著；③有明显腹膜刺激征、体温升高，脉率增快，白细胞计数和中性粒细胞比例增高；④不对称性腹胀，腹部有局部隆起或触及有压痛的肿块；⑤呕吐物、胃肠减压抽出液、肛门排出物为血性，或腹腔穿刺抽出血性液体；⑥经积极非手术治疗后症状体征无明显改善；⑦腹部 X 线检查所见符合绞窄性肠梗阻的特点。此类患者因病情危重、多处于休克状态、需紧急手术治疗。应积极做好术前准备。

（二）术后护理

1. 观察病情观察患者的生命体征、腹部症状和体征的变化。观察腹痛、腹胀的改善程度，呕吐及排气、排便情况等。留置胃肠减压和腹腔引流管时，观察和记录引流液的颜色、性状及量。

2. 体位血压平稳后给予半卧位。

3. 饮食禁饮食，禁食期间给予补液，等肠蠕动恢复并有肛门排气后可开始进少量流质；进食后若无不适，逐步过渡至半流质。

4. 胃肠减压和腹腔引流管的护理妥善固定引流管，保持引流通畅，避免受压、扭曲。

5. 并发症的观察与护理术后，尤其是绞窄性肠梗阻术后，若出现腹部胀痛、持续发热、白细胞计数增高，腹部切口处红肿，或腹腔引流管周围流出较多带有粪臭味的液体时，应警惕腹腔内或切口感染及肠瘘的可能，应及时报告医师，并协助处理。

6. 活动病情允许、鼓励患者早期下床活动，促进肠蠕动恢复，防止肠粘连。

第三节 门静脉高压症患者护理

【概　述】

正常门静脉压力为1．27～2．35kPa，当门静脉血流受阻、血液淤滞、压力>24cmH_2O时，称为门静脉高压症（portal hypeension）。

【解剖概要】

肝脏是体内唯一享受双重（门静脉和肝动脉）血液供应的器官，以门静脉血供为主，约占肝总血流量的70%～75%。门静脉主干由肠系膜上静脉和脾静脉汇合而成，在肝门处分为左、右两支分别入左、右半肝，其小分支和肝动脉小分支的血流汇合于肝小叶内的肝窦，然后流入肝小叶的中央静脉，再经肝静脉流入下腔静脉。所以，门静脉系位于两个毛细血管网之间：一端是胃、肠、脾、胰的毛细血管网，另一端是肝小叶内的肝窦（肝的毛细血管网）。门静脉系与腔静脉系之间存在四个交通支

（一）胃底、食管下段交通支门静脉血流经胃冠状静脉、胃短静脉，通过食管胃底静脉与奇静脉、半奇静脉的分支吻合后流入上腔静脉。

（二）直肠下端、肛管交通支门静脉血流经肠系膜下静脉、直肠上静脉与直肠下静脉、肛管静脉吻合，流入下腔静脉。

（三）前腹壁交通支门静脉（左支）的血流经脐旁静脉与腹上深静脉、腹下深静脉吻合，分别流入上、下腔静脉。

（四）腹膜后交通支在腹膜后有许多肠系膜上、下静脉的分支与下腔静脉的分支相互吻合。

四个交通支中，最主要的是胃底、食管下段交通支。这些交通柱在正常情况下都很细小，血流量很少。

【临床表现】

（一）脾肿大、脾功能亢进在门静脉高压症的早期即可有脾脏充血、肿大。程度不一，在左肋缘下可扪及。后期可伴有脾功能亢进。

（二）呕血和黑便食管胃底曲张静脉突然破裂发生大出血，是门静脉高压症时最凶险的并发症，一次出血量可达1000～2000ml。由于肝功能损害引起凝血功能障碍及脾功能亢进导致的血小板计数减少，因此一旦发生出血，难以自止。血液在胃肠内经胃酸及其他消

化液的作用，随粪便排出时呈柏油样黑便。大出血、休克和贫血可致肝细胞严重缺氧坏死，极易诱发肝性脑病。据统计，首次大出血患者的死亡率可高达 25%，在第一次大出血后的 1～2 年内，约 50%患者可再次并发大出血。

（三）腹水是肝功能严重受损的表现。常伴有腹胀、食欲减退和下肢浮肿。

（四）其他可伴有肝大、黄疸、蜘蛛痣、腹壁静脉曲张、痔等。

【辅助检查】

（一）常规检查脾功能亢进时，全血细胞计数减少，白细胞计数降至 3×109 / L 以下，血小板计数减至（70～80）×109 / L 以下。

（二）肝功能检查常反映为血浆白蛋白水平降低而球蛋白增高，白、球蛋白比例倒置，凝血酶原时间延长。肝炎后肝硬化患者的血清转氨酶和血胆红素增高较血吸虫性肝硬化者明显。

（三）影像学检查

1. B 超检查可了解肝脏和脾脏的形态、大小、有无腹水及门静脉扩张。

2. 食管钡餐 X 线检查可发现食管和胃底静脉曲张的征象。在食管为钡剂充盈时，曲张的静脉使食管黏膜呈虫蚀状改变；排空时，则表现蚯蚓样或串珠状影。

3. 腹腔动脉（静脉相）或肝静脉造影可确定门静脉受阻部位及侧支回流情况。

【护理措施】

（一）心理护理门静脉高压症患者因长期患病对战胜疾病的信心不足，一旦并发急性大出血，会极度焦虑、恐惧。因此在积极治疗的同时，应做好患者的心理护理，减轻患者的焦虑，稳定其情绪。使之能配合各项治疗和护理。

（二）预防上消化道出血

1. 休息与活动合理休息与适当活动，避免过于劳累，一旦出现头晕、心慌和出汗等不适，立即卧床休息。

2. 饮食禁烟、酒，少喝咖啡和浓茶；避免进食粗糙、干硬、带渣或鱼刺、油炸及辛辣食物；饮食不宜过热，以免损伤食管黏膜而诱发上消化道出血。

3．避免引起腹压升高的因素　如剧烈咳嗽、打喷嚏、便秘、用力排便等，以免引起腹内压升高诱发曲张静脉破裂出血。

（三）减少腹水形成或积聚

1．注意休息，尽量取平卧位，以增加肝、肾血流灌注。若有下肢水肿，可抬高患肢减轻水肿。

2．限制液体和钠的摄入　每日钠摄入量限制在500—800mg（氯化钠1．2～2．0g）内，进液量约为1000ml。少食含钠高的食物，如咸肉、酱菜、酱油、罐头和含钠味精等。

3．测量腹围和体重每天测腹围一次，每周测体重一次。标记腹围测量部位，每次在同一时间、同一体位和同一部位测量。

4．按医嘱使用利尿剂如氨苯蝶啶，同时记录每日出入液量，并观察有无低钾、低钠血症。

（四）改善营养状况，保护肝脏

1．加强营养肝功能尚好者，宜给高蛋白、高热量、高维生素、低脂饮食；肝功能严重受损者，补充支链氨基酸，限制芳香族氨基酸的摄入。

2．纠正贫血、改善凝血功能贫血严重或凝血机能障碍者可输注新鲜血和肌内注射维生素K，改善凝血功能。血浆白蛋白低下者，可静脉输入人体白蛋白等。

3．保护肝脏遵医嘱给予肌苷、乙酰辅酶A等保肝药物，避免使用红霉素、巴比妥类、盐酸氯丙嗪等有损肝脏的药物。

（五）急性出血期的护理

1．一般护理

（1）绝对卧床休息迅速将患者安置到有抢救医疗设备、安静的病室。

（2）心理护理减轻患者焦虑，稳定患者情绪，必要时遵医嘱给予镇静剂，以免情绪紧张而加重出血。

（3）口腔护理及时清理血迹和呕吐物，保持口腔清洁、卫生。

2．恢复血容量迅速建立静脉通路，输血、输液，恢复血容量，保证心、脑、肝、肾等重要器官的血流灌注，避免急性损伤。宜输新鲜血，因其含氨量低、凝血因子多，有利于止血及预防肝性脑病。

3．止血

（1）局部灌洗用冰盐水或冰盐水加血管收缩剂，如肾上腺素作胃内灌洗。因低温可使胃黏膜血管收缩，减少血流量，从而达到止血目的。

（2）药物止血遵医嘱应用止血药，并观察其效果。

4．严密观察病情监测血压、脉搏、每小时尿量及中心静脉压的变化，注意有无水电解质及酸碱平衡失调。

5．放置双囊三腔管并做好护理

（1）准备该管有三腔，一通圆形胃气囊、充气后压迫胃底；一通椭圆形食管气囊，充气后压迫食管下段；一通胃腔，经此腔可行吸引，冲洗和注入止血药。置管前检查三腔管有无老化、漏气，向患者解释放置三腔管的目的、意义和方法，取得患者的配合；先往食管气囊和胃气囊各充气约150ml和200ml，观察充盈后的气囊是否膨胀均匀、弹性良好，再将气囊置于水下，证实无漏气后，即抽空气囊，并分别做好标记备用。

（2）插管方法管壁上涂液体石蜡后、从患者一侧鼻孔轻轻把管插入，边插边嘱患者做吞咽动作，直至插入50～60cm，用注射器从管内抽到胃液后，向胃气囊注入150～200ml空气，用止血钳夹住管口，将管向外提拉，感到不再被拉出并有轻度弹力时，利用滑车装置在管端悬以0．5kg重物作牵引压迫。然后抽取胃液观察止血效果，若仍有出血，再向食管气囊注入100～150ml空气以压迫食管。置管后，胃管接胃肠减压器或用生理盐水反复灌洗，观察胃内有无新鲜血液吸出。若无鲜血且脉搏、血压渐趋稳定，说明出血已停止。

（3）置管后护理①患者取头侧位，及时清除口腔、鼻咽腔分泌物，防止吸入性肺炎；②用液体石蜡滑润鼻腔，保持黏膜湿润；观察调整牵引绳松紧度，防止鼻黏膜及口部长期受压发生糜烂、坏死；三腔管压迫期间应每12h放气20～30min，使胃黏膜局部血液循环暂时恢复，避免黏膜因长期受压而糜烂、坏死；③观察、记录胃肠减压引流液的量、色泽，判断出血是否停止，这是决定紧急手术与否的关键；④床边备剪刀，若气囊破裂或漏气，气囊可上升阻塞呼吸道，引起呼吸困难甚至窒息，应立即用剪刀将三腔管剪断；⑤拔管：三腔管充气放置时间不宜超过 3d，以免食管、胃底黏膜长时间受压而缺血、坏死。气囊压迫 48～72h 后可考虑拔管。先放松牵引，彻底抽出气囊内气体，继续观察 24h，若无出血，让患者吞服液体石蜡 30～50ml，缓慢、轻巧地拔出三腔管；若气囊压迫 48h 后，胃管内仍有新鲜血液抽出，说明压迫止血无效。应做好紧急手术止血的准备。

6．预防肝性脑病为减少肠道细菌量，避免胃肠道残血被分解产生氨，诱发肝性脑病，可服用新霉素或链霉素等肠道不吸收的抗生素、用轻泻剂刺激排泄或生理盐水灌肠。

（六）分流术前准备除以上护理措施外，术前 2～3 日口服肠道不吸收的抗生素，以减少肠道氨的产生、预防术后肝性脑病；术前 1 日晚作清洁灌肠，避免术后因肠胀气而致血管吻合口受压；脾一肾分流术前要明确肾功能是否正常。

（七）术后护理

1．病情观察①密切观察患者神志、血压、脉搏变化；②胃肠减压引流和腹腔引流液的性状与量，若引流出新鲜血液量较多，应考虑是否发生内出血。

2．保护肝脏缺氧可加重肝功能损害，因此术后应予吸氧；禁用或少用吗啡、巴比妥类、盐酸氯丙嗪等有损肝脏的药物。

3．卧位与活动分流术后 48h 内，患者取平卧位或 15° 低坡卧位，2～3 日后改半卧位；避免过多活动，翻身时动作要轻柔；手术后不宜过早下床活动，一般需卧床 1 周，以防血管吻合口破裂出血。

4．饮食指导患者从流质开始逐步过渡到正常饮食，保证热量供给。分流术后患者应限制蛋白质和肉类摄入，忌食粗糙和过热食物；禁烟、酒。

5．观察和预防并发症

（1）肝性脑病分流术后部分门静脉血未流经肝脏解毒而直接进入体循环，因其血氨含量高，加之术前肝功能已有不同程度受损及手术对肝功能的损害等，术后易诱发肝性脑病。若发现患者有神志淡漠、嗜睡、谵妄，应立即通知医师；遵医嘱测定血氨浓度，对症使用谷氨酸钾、钠，降低血氨水平；限制蛋白质的摄入，减少血氨的产生；忌用肥皂水灌肠，减少血氨的吸收。

（2）静脉血栓形成脾切除后血小板迅速增高，有诱发静脉血栓形成的危险。术后2周内每日或隔日复查一次血小板，若超过600×10^9/1，立即通知医师，协助抗凝治疗。应注意患者应用抗凝药物前后的凝血时间变化。脾切除术后禁用维生素K和其他止血药物，以防血栓形成。

第四节　胃癌患者护理

【概　述】

胃癌（carcinoma Of stomach）是我国最常见的恶性肿瘤，年死亡率为25．21/10万，发病年龄以40～60岁多见，男性发病率明显高于女性，男女比例约为3：1。胃癌起病隐匿，临床表现缺乏特异性，因此，早期诊断较困难。

【临床表现】

（一）症状

1．上腹不适早期胃癌无明显症状。最常见的初发症状是嗳气、反酸、食欲减退等，类似十二指肠溃疡或慢性胃炎等症状。

2．上腹隐痛半数以上患者早期就有上腹隐痛，无明显规律性，一般服药后可暂时缓解。

3．恶心、呕吐、进食哽噎感　胃窦部癌出现幽门部分或完全梗阻时，可表现恶心、餐后饱胀、呕吐，呕吐物多为宿食和胃液；贲门部胃癌和高位小弯癌可有进食梗阻感。

4．呕血和黑便癌肿破溃或侵犯血管时，可有出血，一般仅为粪便隐血试验阳性，出血量较多时可有黑便，少数患者出现呕血。

5．贫血、消瘦　由于进食减少，癌肿导致的异常代谢和全身性消耗，患者出现消瘦、乏力、贫血，最后表现为恶病质。

（二）体征

早期无明显体征，可仅有上腹部深压痛；晚期，可扪及上腹部肿块，多呈结节状、质硬，略有压痛。若出现肝脏等远处转移时，可有肝大、腹水、锁骨上淋巴结肿大。发生直肠前凹种植转移时，直肠指诊可摸到肿块。

【辅助检查】

（一）X线钡餐检查确诊率达86．2%。X线气钡双重对比检查可发现较小而表浅的病变结节型胃癌表现为突向腔内的充盈缺损；溃疡型胃癌主要显示胃壁内龛影，黏膜集中、中断、紊乱和局部蠕动波不能通过；浸润型胃癌可见胃壁僵硬、蠕动波消失，呈狭窄的“革袋状胃”。

（二）纤维胃镜检查是诊断早期胃癌的有效方法，可直接观察病变部位，并做活检确定诊断。超声胃镜能观察到胃黏膜以下各层次和胃周围邻近脏器的图像，有助于术前对胃癌作出I临床分期。

（三）粪便隐血试验常呈持续阳性

（四）胃液游离酸测定多显示游离酸缺乏或减少。

【护理措施】

（一）术前护理

1．心理护理关心、了解患者，告知有关疾病和手术的知识、术前和术后的配合、解释患者的各种疑问。急性穿孔和大出血时，患者紧张、恐惧，应及时安慰患者，并说明手术的必要性。胃癌患者对癌症及预后有很大顾虑，常有悲观消极情绪，应根据患者的个体情况提供信息，帮助其分析有利条件和因素，增强其对治疗的信心，使患者能积极配合治疗和护理。

2．饮食和营养择期手术患者饮食应少量多餐，给予高蛋白、高热量、富含维生素、易消化、无刺激性的食物。

3．用药护理按时应用减少胃酸分泌、解痉及抗酸的药物，观察药物疗效。

4．急性穿孔患者的护理严密观察患者生命体征、腹痛、腹膜刺激征、肠鸣音变化等。伴有休克者应平卧，改善后改半卧位。禁食、禁饮、胃肠减压，可减少胃肠内容物继续流入腹腔。输液，维持水、电解质平衡，应用抗生素抗感染，预防及治疗休克。作好急症手术准备。

5．合并出血患者的护理判断、观察和记录呕血、便血情况，定时测量脉搏、血压、观察有无口渴、肢冷、尿少等循环血量不足的表现。取平卧位，暂时禁食。情绪紧张者，可给予镇静剂。输液、输血、按时应用止血药物，以治疗休克和纠正贫血。若经止血、输血而出血仍在继续着，应急症手术。出血停止后，可进流质或无渣半流质饮食。

6．合并幽门梗阻患者的护理完全梗阻者手术前禁食。非完全性梗阻者可予无渣半流质、以减少胃内容物潴留。输液、输血，纠正营养不良及低氯、低钾性碱中毒。术前3天，每晚用300～500ml温生理盐水洗胃，以减轻胃壁水肿和炎症，有利于术后吻合口愈合。

7．准备行迷走神经切除术患者的护理手术前测定患者的胃酸、包括夜间十二小时分泌量、最大分泌量及胰岛素试验分泌量，以作为选择手术方式的参考、便于手术前后对比、以了解手术效果。

8、其他手术日晨放置胃管，防止麻醉及手术过程呕吐、误吸，便于术中操作，减少手术时腹腔污染。

（二）术后护理

1．病情观察术后3小时内每30分钟测量血压1次，以后改为每小时1次，血压平稳后可延长测量时间，同时观察患者的脉搏、呼吸、神志、肤色、尿量、切口渗液情况。

2．体位术后取平卧位，血压平稳后取低半卧位，可减轻腹部切口张力，减轻疼痛，还有利于呼吸和循环。

3．禁食、胃肠减压可减轻胃肠道张力、促进吻合口的愈合。

（1）妥善固定胃肠减压管，防止松动和脱出；更换固定用胶布时，应确保胃管固定在规定的位置。

（2）保持胃管通畅，使之持续处于负压引流状态，可用少量生理盐水冲洗胃管，防止胃管堵塞。

（3）观察引流液的性质和量术后24小时内可由胃管引流出少量血液或咖啡样液体

100～300ml。若有较多鲜血，应警惕有吻合口出血，需及时与医师联系并处理。

（4）注意口腔护理给予超声雾化吸入，每日 2 次，减轻患者咽喉疼痛并使痰液易于咳出。

（5）术后 3～4 天，胃肠引流液量减少，肠蠕动恢复后即可拔除胃管。

4．镇痛术后患者有不同程度的疼痛、适当应用止痛药物。应用患者自控止痛泵者，应注意预防并处理可能发生的并发症，如尿潴留、恶心、呕吐等。

5．补液应用抗生素禁食期间静脉补充液体，提供患者所需的水、电解质和营养素，并应用抗生素预防感染。详细记录 24 小时出入水量，为合理输液提供依据。必要时输血浆或全血，以改善患者的营养状况或贫血，有利于吻合口和切口的愈合。

6．饮食拔除胃管后当日可少量饮水或米汤，第 2 日进半量流质饮食，第 3 日进全量流质，若进食后无腹痛、腹胀等不适，第 4 日可进半流质饮食，以稀饭为好，第 10～14 日可进软食。少食牛奶、豆类等产气食物，忌生、冷、硬和刺激性食物。注意少量多餐，开始时每日 5～6 餐，以后逐渐减少进餐次数并增加每次进餐量，逐步恢复正常饮食。

7．活动鼓励患者术后早期活动。早期活动可促进肠蠕动，预防肠粘连，促进呼吸和血液循环，减少术后并发症。卧床期间，每 2 小时翻身 1 次。除年老体弱或病情较重者，一般术后第 1 日可协助患者坐起并做轻微的床上活动，第 2 日下地，床边活动、第 3 日可在室内活动。活动量应根据患者个体差异而定。

8．术后并发症的观察和护理

（1）胃大部切除术后的并发症

1）术后胃出血术后短期内从胃管引流出大量鲜血，甚至呕血和黑便，尤其是在 24 小时后仍继续出血者，无论血压是否下降，皆可定为术后出血。术后胃出血多可采用非手术疗法，包括禁食、应用止血药物和输新鲜血。若非手术疗法不能达到止血效果或出血量大于 500ml / h 时，应再次行手术止血。

2）十二指肠残端破裂是 BillrothⅡ式胃大部切除术后近期的严重并发症，可因十二指肠溃疡切除困难、溃疡大、瘢痕水肿严重使缝合处愈合不良；或因胃肠吻合口输入段梗阻，使十二指肠腔内压力升高而致残端破裂。一般多发生在术后3～6d，也有在术后1～2d。表现为右上腹突发剧疼和局部明显压痛、腹肌紧张等急性弥漫性腹膜炎症状，酷似十二指肠溃疡穿孔。应立即手术处理，并分别于十二指肠内和腹腔置管，术后予以持续减压引流。同时纠正水、电解质的失衡；给予肠外营养或术中行空肠造瘘，术后予以肠内营养；应用抗生素抗感染；用氧化锌软膏保护引流管周围皮肤。

3）胃肠吻合口破裂或瘘少见，多发生在术后5～7d。多数因吻合处张力过大、低蛋白血症、组织水肿等致组织愈合不良而发生。早期吻合口破裂可引起明显的腹膜炎症状和体征，后期发生者，因腹腔内局部已形成粘连，可形成局限性脓肿或向外穿破而发生腹外瘘。出现腹膜炎者，须立即行手术处理。若已形成脓肿或外瘘，则除行局部引流外，还应行胃肠减压和积极的支持治疗。一般在数周后吻合口瘘常能自行愈合，若经久不愈，则须再次手术。

4）残胃蠕动无力或称胃排空延迟可能与以下因素有关：①含胆汁的十二指肠液进入胃，干扰残胃的功能；②输出段空肠麻痹，功能紊乱；③与变态反应有关。约发生在术后7～10d，多为进食流质数日、情况良好的患者，在改进半流质或不易消化的食物后突然发生上腹饱胀、钝痛而呕吐带有食物的胃液和胆汁，甚至呈不完全性高位小肠梗阻表现。处理包括禁食、胃肠减压，肠外营养支持，纠正低蛋白，维持水、电解质和酸碱平衡，应用促胃动力药物：如甲氧氯普胺、多潘立酮（吗丁啉）。轻者3～4d自愈，严重者可持续20～30d，一般均能经非手术治疗治愈。

5）术后梗阻根据梗阻部位分为输入段梗阻、吻合口梗阻和输出段梗阻。

输入段梗阻：多见于BillrothⅡ式胃大部切除术后，可分为两类：①急性完全性输入段梗阻：可因肠系膜牵拉过紧形成索带压迫输入段，或输入段过长，穿入输出段系膜与横结肠系膜之间的孔隙、形成内疝所致，属闭袢性肠梗阻。典型症状是：患者突然发生上腹部剧痛、频繁呕吐，量少，不含胆汁，呕吐后症状不缓解。上腹偏右有压痛，甚至扪及包块。血清淀粉酶升高，有时出现黄疸，可有休克症状。应紧急手术治疗；②慢性不完全性梗阻：多由于输入段太长扭曲，或输入段太短在吻合口处形成锐角，使输入段内胆汁、胰液和十二指肠液排空不畅而滞留。进食后消化液分泌明显增加，积累到一定量时，肠腔内压力增高、刺激肠管而发生强烈的输入段肠蠕动，并一时性克服梗阻，潴留液涌入残胃而致呕吐。临床表现为进食后15—30min左右，上腹突然胀痛或绞痛、并喷射状呕吐大量含胆汁液体，呕吐后症状消失，称为“输入段综合征”。若症状在数周或数月内不能缓解，亦需手术治疗。

吻合口梗阻：吻合口过小，吻合口的胃壁或肠壁内翻太多，或者由于毕Ⅱ式胃切除胃空肠吻合术后、输出段逆行套叠堵塞吻合口等引起。患者表现为进食后上腹饱胀，呕吐，呕吐物为食物，不含胆汁。X线检查可见造影剂完全停留在胃内，须再次手术解除梗阻。

输出端梗阻：多因粘连、大网膜水肿或坏死，或炎性肿块压迫等所致。表现为上腹饱胀，呕吐食物和胆汁。若不能自行缓解，应手术解除梗阻。

6）倾倒综合征　　早期倾倒综合征：以胃空肠吻合术后或迷走神经切断加胃窦切除术后较常见。多发生在餐后10～30min内，因胃容积减少及失去对胃排空的控制，大量高渗食物和液体快速进入十二指肠或空肠、大量细胞外液转移至肠腔，循环血量骤然减少；肠管膨胀、蠕动亢进、排空加速。同时，肠道受刺激后释放多种消化道激素，如5-羟色胺、缓激肽样多肽、血管活性肽、血管紧张素等，引起一系列血管舒缩功能的紊乱。表现为胃肠道和心血管两大系统症状：胃肠道症状为上腹饱胀不适，恶心呕吐、肠鸣频繁，可有绞痛，继而腹泻；循环系统症状有全身无力、头昏、晕厥、面色潮红或苍白、大汗淋漓、心悸、心动过速等，症状持续60～90min后自行缓解。多数患者经调整饮食后，症状减轻或消失，包括少食多餐，避免过甜、过咸、过浓流质，宜进低碳水化合物、高蛋白饮食，餐时限制饮水。进餐后平卧10～20min。多数患者在术后半年到1年内能逐渐自愈、极少数症状严重而持久的患者，应考虑手术治疗。

晚期倾倒综合征又称低血糖综合征：为高渗食物迅速进入小肠、快速吸收、引起高血糖，后者致使胰岛素大量释放，继而发生反应性低血糖。表现为餐后2～4小时，患者出现心慌、无力、眩晕、出汗、手颤、嗜睡，也可导致虚脱。消化道症状不明显，但可有饥饿感。出现症状时稍进饮食，尤其是糖类即可缓解。饮食中减少碳水化合物含量，增加蛋白质比例，少量多餐可防止其发生。

（2）迷走神经切断术后并发症

1）吞咽困难多见于迷走神经干切断术后，因食管下段运动失调或食管炎所致。常出现于术后早期开始进固体食物时，下咽时有胸骨后疼痛。X线吞钡见食管下段狭窄，贲门痉挛。多于术后1～4个月能自行缓解。

2）胃潴留　可发生于各类术后、但高选择性迷走神经切断术后较少见。系迷走神经切断术后胃张力减退，蠕动消失所致。表现为术后3～4日，拔除胃管后出现上腹不适、饱胀、呕吐胆汁和食物。X线钡餐造影见胃扩张、大量潴留、无排空。治疗包括禁食、持续胃肠减压、用温热高渗盐水一日多次洗胃，输血、输液。也可用新鲜的皮下或肌内注射。症状一般于术后10～14日逐渐自行消失。

3）胃小弯坏死穿孔见于高选择性迷走神经切断术后，胃小弯无黏膜下血管丛，系潜在易缺血区；胃小弯坏死处穿孔多与手术因素或胃小弯缺血坏死形成溃疡有关。穿孔后突然发生上腹部剧烈疼痛和急性弥漫性腹膜炎症状，须立刻进行手术修补。

4）腹泻多因迷走神经切断术后肠道功能紊乱、胆道和胰腺功能失常，或胃酸低致胃潴留后食物发酵和细菌繁殖所致。注意饮食或口服助消化的药物及收敛剂，多数患者于术后数月症状可逐渐减轻或消失。

第五章　儿外科常见疾病护理

第一节　先天性胆道闭锁

【概　念】

胆道闭锁（biliary atresia）是以黄疸进行性加重为特征的新生儿疾病。在亚洲，尤其在我国和日本发病率较高，女婴多于男婴，约3:2。

【病　因】

既往认为本病与其他消化道闭锁畸形病因相似，为胚胎5～6周时，中肠充实期，空泡期和贯通期间胆道受累、发育紊乱和停顿所致。近年来，多数学者认为本病可能为围生期一种孤立性病变，是胎儿或新生儿病毒性肝胆管炎的病变结果，最终导致胆道发生闭锁、萎缩或部分消失。

【临床表现】

（一）黄疸　为本病特征表现。粪便渐成白色陶土样，后期可呈粉黄色，此因高血胆红素经肠腺分泌入肠腔内所致，小便赤黄，晚期泪水，唾液亦可变黄，巩膜、皮肤由黄转为暗绿色、皮肤瘙痒严重。

（二）肝大　腹部逐渐膨隆，肝脏，尤其肝右叶进行性肿大，3个月后，可超越脐平线达右髂窝，边缘清晰，质地由软变硬。腹壁浅静脉怒张。

（三）腹水征阳性

（四）发育迟缓　　未获救治者，3个月后发育渐显迟缓，可维持8～12个月，终因营养不良、感染、门静脉高压、出血、肝功能衰竭、肝昏迷而死亡。

【辅助检查】

（一）实验室检查　①血清直接胆红素持续升高。②碱性磷酸酶、r-谷氨酰胺转肽酶亦可升高。

（二）十二指肠插管引流不能收集到胆汁。

（三）影像学检查不能显示胆管。

【护理要点】

（一）术前护理

（1）观察患儿皮肤黏膜黄疸情况及大便颜色、性质、量。

（2）观察患儿腹壁膨隆情况。

（3）有营养不良、感染、门静脉高压、出血患者，应按医嘱使用抗生素及止血药，纠正水电解质、酸碱平衡，尤其对低体重儿、早产儿。输液速度要严格掌握。多选用微滴器输液。液体总量按每日二十四小时分配匀速输入，要严防输液过快过量致肺水肿、脑水肿、急性心衰。

【术后护理】

（1）严密观察生命体征及刀口渗血情况。

（2）妥善固定引流管，观察导管有无移位、脱落、打折、扭曲，保持引流管通畅。

（3）注意观察和记录引流管的引流量、颜色及性质。

（4）避免患儿受凉、感冒引起发热。

（5）预防感染，严格无菌操作，每日更换无菌引流袋。引流管周围皮肤每日以75%酒精消毒，管周垫无菌纱布，防止胆汁浸润皮肤引起发炎，红肿。

（6）拔管　一般在术后2周，病人无发热、黄疸消退、血象、血清、黄疸指数正常，胆汁引流量较少或胆道造影胆道通畅，夹管试验无不适，可考虑拔管。

第二节　先天性肾盂积水

【概　念】

尿从肾脏排出受阻，致使肾盂内压力升高，肾盂逐渐扩大，肾分泌功能减退、肾实质萎缩和破坏，即为肾积水。

【病　因】

尿路梗阻是肾盂积水的主要原因。梗阻原因可分为先天性和后天性，或二者并存。最常见的是先天性梗阻，其原因是，肾盂输尿管连接部狭窄，也可见于迷走血管压迫、高位输尿管开口、肾盂输尿管连接部瓣膜、肾盂输尿管连接部息肉、肾盂输尿管连接部压力、原发性输尿管动力性梗阻、后天性梗阻病因是指继发于严重的膀胱输尿管反流，下尿路梗阻或炎症、外伤性狭窄等。

【临床表现】

1. 腹部囊性包块　包块沿一侧肋缘向下、向腰部延伸、大者可超过中线，无压痛感、表面光滑、透光试验阳性，部分患者有包块大小的变化，如突然发作的腹痛伴腹部包块，大量排尿后包块缩小或消失，此为重要诊断依据。

2. 腰腹部间歇性疼痛　多数患儿能陈述上腹或脐周痛。伴恶心、呕吐，常被误诊为胃肠道疾病。

3. 血尿　肾盂内压力过高导致肾髓质血管破裂或轻微腹部外伤时，可有肉眼或镜下血尿。

4. 高血压　扩张的集合系统压迫肾内血管导致肾脏缺血，反射性引起肾素分泌增加，引起血压升高。

5. 尿毒症　双侧肾积水或单侧肾积水晚期可见肾功能不全的表现。

6. 尿路感染　出现发热等全身症状，甚至引起败血症。

【辅助检查】

1. B 超　当疑似有肾积水时 B 超为首选检查。B 超检查不但能观察有否积水，还能观察到肾盂、肾脏扩大的程度，也能观测肾实质的厚度。

2. 静脉肾盂造影（TVP）　可显示扩张的肾盂肾盏，通过 TVP 检查可与重复肾、输尿管囊肿及发育不良肾相鉴别。

3. 放射性核素检查　可以了解肾功能受损情况，为手术治疗提供依据。

4. 膀胱造影及膀胱排尿性造影　可与膀胱输尿管反流，输尿管囊肿、尿道瓣膜、尿道憩室等加以鉴别。

【护理要点】

1. 术前护理

（1）观察腹痛进展情况及肿块与排尿的关系。

（2）对巨大肾积水患儿嘱勿做剧烈运动，以防突然破裂。

（3）有尿路感染者，按医嘱应用抗生素，对消化道功能紊乱较严重者，遵医嘱静脉补液。

2.术后护理

（1）术后 6 小时行半卧位，以利于各引流管引流。

（2）24 小时内严密观察尿量及有无出血情况。

（3）妥善固定引流管，观察导管有无移位、脱落、打折、扭曲，保持引流管通畅，防止患儿抓扯。

（4）鼓励患儿多饮水，达到自然冲洗的目的。

（5）注意观察和分别记录各引流管的引流量、颜色及尿道排出的尿量。

（6）避免患儿受凉感冒引起发热，以免与拔管前试行夹管期间的漏尿引起的发热相混淆。

（7）术后 3～5 天无渗出，可拔除肾窝引流管，术后 7～10 天拔除输尿管支架管。拔除肾造瘘管前，经肾造瘘管注入 2ml 亚甲蓝，观察排尿情况，如 1 小时内尿液染蓝，并逐渐变浅至 24 小时内变清，则示吻合口通畅，连续夹管 48～72 小时无发热、腹痛，则可拔除肾或肾盂造瘘管。

第三节　包茎和嵌顿包茎

【概　念】

包茎(phrmosis)指包皮不能自上翻转使阴茎头外露。包皮过长(redundant prepuce)指包皮冗长，完全遮盖阴茎头，但可随意上牵及翻转露出阴茎头，并能自然复位。嵌顿包茎（paraphimosis）指包皮勉强翻转后，若未及时复位，狭小的包皮环口嵌顿于冠状沟，致远端包皮、阴茎头水肿，甚至坏死。

【病　因】

胎儿出生时，包皮与阴茎头粘连，属正常生理现象，至婴儿期，粘连逐渐吸收，包皮与阴茎头亦逐渐分离。于3-4岁时，由于阴茎发育，间歇性勃起，可促进粘连分离，另外包皮下包皮垢的积聚，也可使粘连分离，使包皮向上退缩，约90%以上的幼儿在上翻包皮时可显露阴茎头，平素包皮遮盖住阴茎头，在小儿属正常现象。

【临床表现】

包皮过长多无临床表现，先天性包茎、包皮口细小者，在排尿时阴茎头与包皮间可形成囊性膨起，尿线细、尿流歪斜、排尿时间延长、长期排尿困难，可使膀胱产生逆行压力，导致膀胱与输尿管反流致上尿路损害。严重者，排尿屏气，腹压持续增大，可诱发直肠脱垂。

若阴茎勃起后，或包皮上翻后未能及时复位，狭窄的包皮环口可紧缩于冠状沟处，形成嵌顿包茎，可进阴茎头部分外露，水肿等，狭窄口远端的包皮内板严重水肿充血、呈紫红色，时久因血循环障碍，可发生破溃、糜烂、坏死。病儿疼痛难忍，拒动、排尿困难。

【护理要点】

1.术前护理

（1）术前常规护理　阴茎、阴囊及会阴部应提前2天做皮肤准备，用肥皂水冲洗后，更换清洁内裤，术前晚及术日可用无刺激性消毒剂，如碘附涂擦切口处。

（2）心理护理　小儿性别识别年龄约为3-4岁，此期，病儿对性别及外生殖器异常比较敏感，对手术矫治畸形的认可和承受力比较高，可以和病儿进行必要的交流和沟通，争取其更好地配合手术及护理。家长对病儿手术、麻醉安全性，术后并发症及康复期盼值较高，表现出较病儿更为突出的焦虑、不安甚至恐惧。家长为防止近邻的知情，维护“隐私”权，常选用异地治疗方式，应为家长和病儿保守秘密。

（3）保持局部清洁卫生　指导家长每日2次用1:5000高锰酸钾液清洗外生殖器和会阴部，轻柔上翻包皮，洗净后复位，包皮嵌顿，应即刻通知值班医生，施行手法复位或手术。

（4）术前晚及术日晨可用1：5000高锰酸钾液或0.1%新苯扎氯铵液坐浴。

（5）注意保暖，预防感冒。加强营养，增强患儿的抵抗力。

2. 术后护理

（1）心理支持　全麻苏醒后，患儿第一眼看到的应为其父母，嘱术后父母应守护在患儿身边，减少其恐惧感。

（2）保持会阴部切口敷料清洁干燥，随时清除排泄物，一遇污染，应立即更换敷料，采用暴露疗法的切口，应注意观察阴茎、阴囊肿胀情况，切口部位可用灯烤或理疗。肿胀较剧者可用 50%硫酸镁溶液湿敷。

（3）保持导尿管通畅　术后留置导尿管者应保持尿管通畅，固定牢靠防脱落，观察尿液的颜色、性质。

（4）鼓励患儿多饮水，以起到冲洗尿道、排除细菌及炎性物质的作用。

（5）若发生包皮出血、血肿，应加压包扎或再手术止血。

（6）镇静止痛　施行包皮或阴茎手术后三天内，如疼痛剧烈，可遵医嘱用镇静止痛剂，大龄儿可用乙蔗酚等，以防阴茎勃起疼痛、肿胀与出血。

第四节　畸胎瘤

【概　念】

畸胎瘤（teratoma）系真性肿瘤，由不同于肿瘤发生部位的组织成分构成，此组织成分可来源于二三个胚层，以新生儿、婴儿多见，女多于男。

【病　因】

胚胎发育早期，残留在体壁中线处的胚芽细胞，可能在原条、完结近旁分化发育成肿瘤。细胞分化成熟形成各胚层组织，即为良性畸胎瘤；细胞分化不良则为胚胎性癌。身体中线处，依次为松果处、颈前、前纵隔、隔下、腹膜后、盆骶前至尾部均为肿瘤好发部位，因尾骨系完结所在处，且为胚芽细胞聚积地，故以骶尾部畸胎瘤最多见。

畸胎瘤有恶变倾向，随年增长，恶变率增高。良性瘤切除不彻底亦可复发。恶性瘤可经淋巴转移，亦可经血液转移到肺和肝脏。

【临床表现】

1、骶尾部畸胎瘤

Ⅰ型：显著型 新生儿出生时，即发现骶尾部肿瘤，以女婴多见。肿瘤多呈不规则分叶、多囊状、皮肤菲薄光亮。若破溃可流出黄色液体，内有皮脂和毛发，直肠指诊、肿瘤蒂部呈结节状附着于尾骨上，良性居多。

Ⅱ型：混合型 多为囊性肿瘤，肿瘤沿骶尾部前缘向盆腔延伸，但未达腹部，除直肠指诊可及瘤体上缘。

Ⅲ型：混合型 多为囊实性肿瘤，肿瘤呈哑铃状，向上延伸至腹部，除骶尾部肿块外，腹内有巨大肿块，直肠指诊不能触及上缘。肿瘤可引起压迫症状，如呕吐、排尿困难、尿潴留。

Ⅳ型：隐匿型或称骶前畸胎瘤。多因盆腔压迫症状而就诊，或直肠指诊时偶然发现。恶性居多，可浸润骶尾、骶神经。

2、腹膜后畸胎瘤

（1）腹部肿块 多生长区引起腹膨隆被发现。肿物多跨越中线，居中心线部位。肿块呈分叶、不规则形，硬度不均，可有囊性或实性区，边界清晰，比较固定、无压痛。

（2）压迫症状 少数病儿因胃肠压迫症状，如腹痛、呕吐等原因就诊。

【辅助检查】

1、甲胎蛋白测定 对恶性畸胎瘤或监测良性畸胎瘤恶性变极有价值。

2、影像未检查①X 线腹部平征可见骨骼、牙齿可成形的钙化组织；②B 超检查极易显示肿瘤囊、实性特点。③CT、MRI 检查可显示肿瘤实质性组织图像，尤其对寄生胎有鉴别诊断价值。

【护理要点】

1. 术前护理

（1）骶前畸胎瘤者应做好清洗肛门及会阴部皮肤准备。

（2）心理准备 与病儿交流沟通，向家长耐心解释手术作为小儿恶性肿瘤主要治疗手段的重要性和必要性，解除其对麻醉和手术的顾虑。讲述术后放化疗的意义，对提高生存率的价值，鼓励家长树立坚持让病儿接受综合治疗的信心。

（3）营养支持　对贫血、营养不良甚至恶病质的病儿，术前应积极调理饮食，提供丰富的营养素，足够的热氮量和维生素，必要时给予胃肠外营养。

2. 术后护理

（1）按小儿术后常规护理　注意保持胃肠减压管及留置尿管的通畅，观察排出物色泽并计量。

（2）伤口处理　约束病人双手，以防抓脱管道及敷料。妥善固定瘤槽引流管。保持有效的负压吸引和体位引流，观察并记录引流液体的性状和数量，有瘤槽积液、大量血性液或引流不畅时，应及时报告医生。

（3）并发症的观察　肾母细胞瘤行肾切除时有可能伤及胸膜，术后应注意观察病儿呼吸情况。神经母细胞瘤、畸胎瘤术后应观察病儿肢体活动及大小便控制情况。

（4）心理护理　继续给家长以心理支持，帮助其树立对肿瘤综合治疗及争取获得良好预后的信心。

第五节　先天性尿道下裂

【概　念】

由于胚胎期，前尿道发育不全，从而尿道外口达不到正常位置，表现为尿道外口异位，阴茎下曲，包皮异常分布。

【病　因】

尿道下裂是胚胎期尿道及外生殖器发育异常引起的。其发生与遗传有关，与常染色体显性遗传，与内分泌紊乱也有关，妊娠初期用雌激素类药物者的胎儿发生率增加。

【分　型】

通常根据尿道开口位置分为 4 型：Ⅰ型：冠状沟型；Ⅱ型：阴茎体型；Ⅲ型：阴茎阴囊型；Ⅳ型：会阴型。

【临床表现】

典型的尿道下裂有 3 个特点，即异位尿道口、阴茎下弯、包皮分布异常。

（1）异位尿道口　尿道口异位开口于从正常尿道口近端至会阴部尿道的任何部位，

尿道口多有轻度狭窄，周围皮肤菲薄。患儿常取蹲位排尿，尿道口越位于阴茎体近端表现越明显。

（2）阴茎下弯　尿道下裂多存在阴茎向腹侧弯曲，牵拉包皮或阴茎头时阴茎不能向背侧伸直。按阴茎头与阴茎体纵轴的夹角将阴茎下弯分为轻、中、重三度。轻度小于 15°；中度：15°-35°；重度：大于 35°。

【护理要点】

1. 术前护理

（1）保持局部清洁卫生　指导家长每日 2 次为患儿用 0.1%新苯扎氯铵溶液或温水清洗外生殖器和会阴部，轻柔上翻包皮，洗净后复位。包皮嵌顿，应立即通知医生。施行手法复位或手术。

（2）术前晚及术日晨可用 0.1%新苯扎氯铵坐浴。

（3）协助患儿练习床上仰卧排便。

（4）心理护理　小儿性别识别年龄约为 3-4 岁，此期，患儿对性别及外生殖器比较敏感，对手术矫治畸形的认可和承受能力比较高，可以和患儿进行必要的交流与沟通，争取更好地配合手术及护理。家长对患儿手术、麻醉安全性、术后并发症及康复期盼值较高，表现出较患儿更明显的焦虑不安，甚至恐惧。另外，家长为防止近邻的知情，维护“隐私”权，常选用异地治疗方式，医院应为家长和患儿保守秘密。

2. 术后护理

（1）保持会阴部切口敷料干燥清洁，随时清除排泄物，一旦污染，立即更换敷料必要时暴露切口，并注意观察阴茎、阴囊肿胀情况。肿胀较剧可用 50%硫酸镁溶液湿敷。

（2）24 小时严密观察龟头部血运情况　若皮色发紫，明显肿胀，应及时报告医师进行处理。

（3）注意排除一切增加腹压的因素，保持患儿安静，大便通畅。必要时使用镇静剂、缓泻剂。

（4）按医嘱口服镇静剂或雌激素，减轻疼痛及阴茎勃起，防止切口裂开。

（5）每日用生理盐水清洁龟头处分泌物 2—3 次，并外涂百邦多，以预防感染。

（6）鼓励患儿多饮水，以起到冲洗尿道、排除细菌及炎性物质的作用。

（7）留置导尿管及膀胱造瘘管者，应保持其通畅，固定牢固，慎防脱落。术后第 7～9 天拔除导尿管，第 7～9 天试夹造瘘管，间断开放，观察自行排尿情况。如排尿顺利正常，3 日后拔除膀胱造瘘管。

第六节　先天性髋关节脱位

【概　念】

先天性髋关节脱位（congenital dislo 癌 tion of the hip,CDH）又称发育性髋关节发育不良，是四肢发育畸形中最常见的一种，我国的发生率约为 1‰-2‰，男女比为 1:-6，单双侧之比与左右侧之比均为 1.5:1。

【病　因】

先天性髋关节脱位的病因多为综合性因素所致的发育畸形。先天性因素可能与遗传及激素代谢紊乱有关，属多基因性遗传，已证实胎儿期雌激素代谢异常。后天性因素可能与胎位不正，如臀位，羊水过少使髋部承受机械性压力不平衡有关，其他如出生时倒立位拍背复苏，直腿襁褓等体位不当可能是该病的诱因。

【分　型】

临床按髋关节脱位程度分三型，各型间无自然演化之缘。

1. 髋关节发育不良　称不稳定性髋关节，新生儿期可有髋脱位体征，髋臼指数达 40°˙婴儿期超过 25°˙若保髋屈曲外展复位状态，大多病例在半年左右自愈。

2. 髋关节半脱位　髋臼发育差，但股骨头尚未完全脱出，髋臼指数达 35°以上，股骨头向髋臼外侧平行移位。

3. 髋关节脱位　指完性髋脱位，最常见。

【临床表现】

1. 新生儿、婴儿期（早期）　即走路前期的表现，此期无任何症状，应强调产房内对新生儿的髋部常规检查。

①外观与皮纹：髋脱位时大腿、小腿与对侧不对称，髋部宽，腹股沟褶纹不对称，患侧短或消失。

②外展试验：仰卧、屈膝、屈髋 90° 同时外展双髋、膝外缘可触及检查者为正常。若只能外展 75°～80° 或突感弹跳后达 90° 即为阳性。

③股动脉搏动减弱。

④barlow 试验（弹出试验）　试验阳性是诊断髋关节发育不良或髋关节不稳定的可靠方法。

⑤ortqanr 征或外展试验　是新生儿普查的重要方法，此实验阳性是髋关节脱位最可靠的体征。

2. 较大儿童（晚期）　指婴儿能站能走以后的临床表现

①跛行步态　单侧脱位时跛行，双侧脱位时呈“鸭步”，臀部后耸，腰椎前突，骨盆倾斜。

②髋关节脱位体征阳性　较小的幼儿可存在上述阳性体征，如外展实验 Alli 征阳性。随年龄增大，髋关节有弹响及大转子上移征象；外展受限更加明显。

③Ttedelehburg 征阳性　脱位者侧站立时，对侧骨盆下斜、臀横纹下降，以难以站稳为阳性。但此项并非先天性髋脱位特有体征。

【辅助检查】

1. B 超能清楚显示髋臼与股骨头的关系，具有确诊价值。

2. X 线检查　能清楚显示髋臼与股骨头的关系，具有确诊价值。

3. CT 三维成像技术　可显示头颅关系的立体画面。

【护理要点】

1. 术前护理

（1）根据不同年龄和情况进行皮肤牵引或骨牵引，使股骨头牵拉于髋臼水平，便于术中髋关节复位。

（2）骨牵引时间以 2～3 周为宜，若效果不佳，施行对抗石膏，以增加反牵引力。一般牵引不宜超过1个月，时间过长，易发生牵引处骨折。

（3）备皮范围要适当扩大，并要细致、严格。

（4）皮肤牵引及骨牵引护理　执行骨科牵引护理常规。

2.牵引护理

（1）新上牵引的病儿，尤其是皮牵引病儿，应密切观察其肢体末端血循环，小儿皮肤娇嫩易动，应加强牵引处的皮肤检查及护理，防止水泡或擦伤发生，应观察和随时调整牵引方向，保证牵引有效。

（2）对皮牵引病儿，注意胶布及绷带有无松散或脱落，或患儿感皮肤瘙痒，及时报告医生，给予处理，要保持有效的牵引。

（3）骨牵引患儿，针眼处每日用75%酒精涂抹两次，保持针眼处干燥，以免感染。若钢针脱出，勿自行复位，及时报告医生处理。

（4）牵引重量，皮牵引约为2—3kg，骨牵引约为患儿体重的1/7-1/8，不可随意加减牵引重量。

（5）保持正确的牵引体位，患肢应与躯干保持在一条直线上。牵引绳上不能搭重物，牵引重锤应保持悬空状态。

（6）防止皮肤破损，要保持床铺平整干燥，按时翻身，每2—3小时按摩皮肤受压处一次，增加局部血液循环。

（7）鼓励患儿深呼吸和咳嗽排痰方法，防止肺部并发症。

（8）合理膳食，多吃新鲜蔬菜和水果，预防便秘。必要时每日遵医嘱口服通便灵胶囊。

（9）多饮水，每日1500～2000ml，防止泌尿系感染和结石。

3.术后护理

（1）执行骨科石膏外固定护理常规，首先做好患儿及家长的心理疏导，使其减轻恐惧感，主动配合。

（2）蛙式石膏固定后，注意石膏外层有无渗血。若有渗血，用彩色铅笔作一范围标志，以便观察刀口渗血情况。偶可诱发急性胃扩张为主症的石膏综合征，故应及时烘干石膏，检查松紧度，观察是否有腹痛、呕吐症状。术后应少食多餐。

（3）观察患脚趾端血运（颜色、温度、感觉、运动等），抬高患肢，若患儿哭闹不安，应检查石膏松紧是否适宜，查找原因，及时报告医生，给予及时处理。

（4）注意石膏边缘及骨隆突部位，要垫软棉絮，以防局部压疮。

（5）注意多饮水，进食高营养、多维生素、易消化食物，以防尿路感染及便秘。

（6）要保持臀部及会阴部周围石膏干燥、清洁，以免大、小便污染，若石膏发生折断或变形，及时通知医生，给予相应的处理。

（7）若石膏局部皮肤有瘙痒，不能用锐利硬物抓挠，以免局部皮肤发生感染，必要时做局部石膏开窗，用75%酒精滴抹患处，达到止痒的目的。

第七节　小儿腹腔镜术

【护理要点】

（一）术前护理

（1）心理护理　腹腔镜手术作为一项新技术、新手术，尚未被患儿家属完全接受，因此，应向患儿家属讲明该手术的优缺点及麻醉方式、手术的特殊性，局限性及中转开复的可能，取得患儿及其家属的信任及配合。

（2）加强营养　给予高热量、高维生素、易消化的食物，提高患儿对手术的耐受力，增强机体抵抗力，血液病患儿如体弱者，可适当输血及白蛋白，血小板以增强抗病能力。

（3）术前检查　了解病史及主要症状，行胸透、心电图、血常规、出凝血时间、肝功检查。

（4）皮肤准备　术前1日洗澡、备皮、脐部多为腹腔镜手术必经之路，其感染率较其他部位高，要彻底清洁脐部，首先用肥皂水反复冲洗脐内污垢，然后用清水擦洗，再用75%酒精消毒数次，注意勿用力过大，以免损伤患儿皮肤，引起感染。

（5）胃肠道准备　一般用开腹手术。婴幼儿术前禁饮食4—6小时，儿童术前禁饮食8小时，胃肠道手术患儿术前应置胃管，抽出胃内容物及气体，充分暴露手术野，避免误伤其他脏器，为防止麻醉中呕吐引起窒息，必要时可在术晨行清洁灌肠。

（6）膀胱准备　以免术中损伤膀胱，术日晨嘱患儿排尿或置尿管排空膀胱。

（7）术前用药　一般给予阿托品 0.01～0.03mg/kg，术前半小时肌注。

（二）术后护理

（1）一般护理

①严密观察生命体征　小儿腹腔镜手术均采用全麻，术后安返病房后继续观察病情变化，给予心电监护，保持呼吸道通畅。术后去枕平卧，头偏向一侧，可防止舌后坠及呕吐物吸入引起窒息，术后 6～8 小时待患儿清醒后，视病情改为半卧位。

②吸氧　术后给予面罩氧气吸入 2～3L/分，以提高氧分压，促进 CO_2 排出。

③引流管护理　一般术后置胃肠减压，负压引流及导尿管等，保持引流管通畅并妥善固定。避免打折、扭曲及患儿拔除，必要时适当约束患儿肢体。术后应保留胃管或尿管，可在 36～48 小时 拔除。腹腔负压引流管，引流液每日少于 50ml，术后 2～3 天拔除。严格记录引流液的颜色和量。

④观察切口渗血及疼痛，由于腹腔镜手术切口小，创伤小，创口 5～6 天愈合。

⑤术后注意保暖，预防感冒　尤其婴幼儿，由于术中暴露时间长及术中腹腔内 CO_2 气体过量置换可导致体温下降，注意保暖。

⑥术后预防性应用抗生素　尤其是脾切除病人，应及时应用抗生素并给予营养支持疗法，增加机体抵抗力，减少或避免术后感染。

⑦饮食　术后 6～8 小时患儿清醒后，如无恶心、呕吐可进流质饮食，术后第一天可改为半流质饮食，如无不适逐渐过渡到普通饮食，多吃蔬菜、水果、含粗纤维食物，以促进肠蠕动，避免发生肠粘连。

（2）术后并发症的观察及护理

①气腹并发症　小儿腹腔镜手术常采用 CO_2 制造气腹，由于小儿腹壁薄弱，CO_2 气体容易通过穿刺部位进入皮下，导致胸、腹、会阴部等部位明显肿胀及皮下气肿。轻度的皮下气肿 2～3 天可自行吸收。严重的皮下气肿如胸部气肿，可影响呼吸。术后应仔细观察

呼吸节律、频率及呼吸深度，观察皮下有无气肿及气肿范围大小。发现问题及时报告医生。注意观察有无高碳酸血症、酸中毒表现。由于小儿腹膜吸收能力强，CO_2量弥散入血引起$PaCO_2$升高，灌注CO_2气体时腹压升高可影响膈肌运动，导致潮气量减少，CO_2潴留，$PaCO_2$升高，表现为心肌收缩力增强，心动过速、血压升高等。因此术前应纠正心肺功能，术中尽量降低腹腔内CO_2压力。根据小儿年龄、体重将腹内压控制在10～20mmHg为宜。气腹时，减缓CO_2注入速度及缩短手术时间可预防此并发症。

②切口并发症　　穿刺孔出血，多因套管拔出时压迫作用消失，包扎牵拉不牢及患儿麻醉引起烦躁所致。如有出血，应及时更换敷料并压迫止血；效果不佳时可在穿刺处缝合1～2针。切口感染主要发生在脐部及标本取出部位。

③内脏损伤　　为小儿腹腔镜严重并发症之一，发生率较低。

④肩部酸痛　　双肩部疼痛是小儿腹腔镜术后常见轻微并发症之一，发生率较高，大约35%～63%，Lejus报道为35%，发生的原因可能有：CO_2气腹后腹腔内CO_2逐渐被吸收。在此过程中，残留于腹腔内的CO_2刺激双侧膈神经，反射引起双肩部酸痛，症状较轻微，且逐步减轻，术后2～3天消失，一般无需特殊处理。术毕时置病儿于平卧位，尽量排除腹腔内CO_2，可减少其发病率。

⑤发热　　腹腔镜手术后的创伤可引起轻微发热，一般不超过38℃，迅速下降，术后3天内可恢复至正常水平。否则应注意有无肺部、尿道及腹腔的感染及消化道瘘的情况。

第六章　循环系统疾病患者护理

第一节　原发性高血压患者的护理

【概　述】

原发性高血压（primary hypeension）是指病因未明的、以体循环动脉血压升高为主要表现的临床综合征，是最常见的心血管疾病。可分为原发性和继发性两大类。长期高血压可成为多种心血管疾病的重要危险因素，并影响重要脏器如心、脑、肾的功能，最终可导致这些器官的功能衰竭。原发性高血压占高血压患者总数的95%以上，须与继发性高血压相区别，后者约占5%，其血压升高只是某些疾病的临床表现之一。流行病学调查证明，人群中血压水平呈连续性分布，正常血压和高血压的划分并无明确界限。目前，我国采用国际上统一的诊断标准，即在非药物状态下，收缩压高于140mmHg和（或）舒张压高于90mmHg。我国流行病学调查显示，高血压患病率呈明显上升趋势，城市高于农村，北方高于南方，男女两性高血压患病率差别不大，青年期男性略高于女性，中年后女性稍高于男性。

【临床表现】

（一）一般表现原发性高血压通常起病缓慢，早期多无症状，偶于体检时发现血压升高，少数患者则在出现心、脑、肾等并发症后才被发现。高血压患者可有头痛、头晕、心悸、耳鸣、失眠、疲劳等症状，但并不一定与血压水平相关。体检时可闻及主动脉瓣区第二心音亢进，长期持续高血压可有左心室肥厚并可闻及第四心音。

（二）并发症随病程进展，血压持久升高可导致心、脑、肾、血管等靶器官受损的表现。

1．脑部表现头痛、头晕为常见，长期高血压可形成小动脉的微小动脉瘤，血压骤然升高可引起破裂而致脑出血。高血压也促使动脉粥样硬化发生，可引起短暂性脑缺血发作及脑动脉血栓形成。血压极度升高可发生高血压脑病，血压降低即可逆转。

2．心脏血压长期升高使左心室后负荷过重，左心室肥厚扩大，最终导致充血性心力衰竭。高血压还可促使冠状动脉粥样硬化的形成及发展，并使心肌耗氧量增加，患者可出现绞痛、心肌梗死甚至猝死。

3．肾脏长期血压升高使肾小球人球小动脉硬化，肾实质缺血，导致进行性肾硬化，并加速肾动脉粥样硬化的发生。可出现蛋白尿、肾功能损害，肾衰竭较少见。

4．血管除心、脑、肾血管病变外，严重高血压可促使主动脉夹层形成并破裂，发生生命危险。

（三）高血压急症

1.恶性高血压临床特点:①发病较急骤,多见于中、青年;②舒张压持续大于 130mmHg;③头痛、视力模糊、眼底出血、渗出或视盘水肿；④肾脏损害突出，表现为持续蛋白尿、血尿、管型尿，并可伴肾功能不全；⑤进展迅速，如不给予及时治疗，预后不佳，可死于肾衰竭、脑卒中或心力衰竭。其发病机制尚不清楚，可能与治疗不及时或治疗不当有关。

2．高血压危象在高血压病程中，血压显著升高，以收缩压升高为主。出现头痛、烦躁、眩晕、心悸、气急、恶心、呕吐、视力模糊等症状。危象发作时交感神经活动亢进，血中儿茶酚胺升高。

3．高血压脑病表现为血压极度升高的同时伴有严重头痛、呕吐、神志改变，轻者可仅有烦躁、意识模糊，重者可发生抽搐、昏迷。其发生机制可能为过高的血压突破了脑血管的自身调节机制导致脑灌注过多，引起脑水肿。

【护理措施】

（一）头痛的护理

（1）观察患者头痛的程度、持续时间，是否伴有头晕、耳鸣、恶心、呕吐等症状。

（2）减少引起或加重头痛的因素保持病室安静，光线柔和，尽量减少探视，保证充足的睡眠。护理人员操作亦相对集中，动作轻巧，防止过多干扰患者。嘱患者卧床休息，抬高床头，改变体位时动作要慢。避免劳累、情绪激动、精神紧张、吸烟、酗酒、环境嘈杂、不规律服药等。安慰患者，向患者解释头痛主要与血压升高有关，血压恢复正常后可减轻或消除。嘱患者合理安排休息与工作。

（3）指导患者使用放松技术如心理训练、音乐治疗、缓慢呼吸等。

（4）用药护理遵医嘱给予降压药物治疗，测量用药后的血压以判断疗效，注意观察药物副作用。使用噻嗪类和袢利尿剂时应注意补钾，防止低钾血症；使用β受体阻滞剂应注意其抑制心肌收缩力、心动过缓、房室传导时间延长、支气管痉挛、低血糖、血脂升高的副作用；钙通道阻滞剂硝苯地平的副作用有头痛、面红、下肢浮肿、心动过速；血管紧张素转换酶抑制剂可有头晕、乏力、咳嗽、肾功能损害等副作用。

（二）警惕急性低血压反应服降压药后如有晕厥、恶心、乏力时，立即平卧，头低足高位，以促进静脉回流，增加脑部血流量；避免体位突然改变，服药后不要站立太久，因长时间站立会使腿部血管扩张，血液淤积于下肢，脑部血流量减少；避免用过热的水洗澡或蒸气浴，防止周围血管扩张导致晕厥。

（三）避免受伤患者有头晕、眼花、耳鸣等症状时应卧床休息，上厕所或外出时有人陪伴，若头晕严重，应协助在床上大小便。伴恶心、呕吐的患者，应将痰盂放在患者伸手可及处，呼叫器也应放在患者手边，防止取物时摔倒。必要时病床加用床档。

（四）高血压急症的护理

（1）避免危险因素向患者耐心解释保持良好的心理状态和遵医嘱服药对于预防高血压急症的重要意义。

（2）病情监测定期监测血压，发现血压急剧升高、剧烈头痛、呕吐、大汗、视力模糊、面色及神志改变、肢体运动障碍等症状，立即通知医师。

（3）绝对卧床休息抬高床头，减轻脑水肿，避免一切不良刺激和不必要的活动，协助生活护理。保持呼吸道通畅，吸氧。安定患者情绪，必要时用镇静剂。连接好心电、血压、呼吸监护。迅速建立静脉通道，遵医嘱尽早准确给药，如硝普钠静滴过程中应避光，调整给药速度，严密监测血压；脱水剂滴速宜快等。

第二节　病毒性心肌炎患者护理

【概　述】

病毒性心肌炎（viral myocarditis）是由病毒感染引起的心肌炎症性病变，现患率约为4％～10％。多见于儿童、青少年，成人患此病者也不罕见。

【临床表现】

病毒性心肌炎I临床表现差异很大，轻者可无明显症状，重者可并发严重心律失常、心力衰竭、心源性休克。

（一）病毒感染症状在发现心肌炎前1～3周，患者常有发热、全身倦怠感等感冒样症状或呕吐、腹泻等消化道症状。

（二）心脏受累症状常出现心悸、胸闷、呼吸困难、心前区隐痛、乏力等表现。重者甚至出现阿-斯综合征、心源性休克。

（三）主要体征可见与发热程度不平行的心动过速，各种心律失常，心尖部第一心音减弱、出现第三心音，舒张期奔马律。或有颈静脉怒张、浮肿、肺部啰音及心脏扩大等心力衰竭体征。

【辅助检查】

（一）实验室检查血清学检查CK、AST、IJDH增高，白细胞增多，红细胞沉降率加快，C反应蛋白增加。血清病毒中和抗体、血凝抑制抗体或补体结合抗体反复测其滴定度可增高。另外，从咽部、粪便、血等标本中可作病毒分离。

（二）X线检查心影扩大或正常。

（三）心电图多有sT-T改变，R波降低，病理性Q波以及各种心律失常特别是房室传导阻滞、室性期前收缩。

一些中草药如板蓝根、连翘、大青叶等，初步实验研究认为可能对病毒感染有效。

【护理措施】

（一）一般护理

1．创造良好的休养环境保持环境安静，限制探视人员，减少不必要的干扰，保证患者充分的休息和睡眠。

2．休息与活动反复向患者解释急性期卧床休息可减轻心脏负荷，减少心肌耗氧，有利于心功能的恢复，防止病情恶化或转为慢性病程。患者常需卧床休息数周至2—3个月，直至症状消失，血清心肌酶、抗体滴定度、红细胞沉降率等恢复正常后方可逐渐增加活动量。出现频发期前收缩、房室传导阻滞等心律失常时，应延长卧床休息时间。协助患者满足生活需要。

3．活动中监测病情稳定后，与患者及家属一起制订并实施每日活动计划，严密监测活动时心率、心律、血压变化，若活动后出现胸闷、心悸、呼吸困难、心律失常等，应停止活动，以此作为限制最大活动量的指征。

4．心理护理告诉患者体力恢复需要一段时间，不要急于求成。当活动耐力有所增加时，应及时给予鼓励。对不愿活动或害怕活动的患者，应给予心理疏导，督促患者完成耐力范围内的活动量。或采取小组活动的方式，为患者提供适宜的活动环境和氛围，激发患者活动的兴趣。

（二）密切观察、积极防止心力衰竭潜在并发症的发生

1．病毒性心肌炎患者可发生心力衰竭，应指导患者尽量避免呼吸道感染、剧烈运动、情绪激动、饱餐、妊娠、寒冷、用力排便等诱发因素。

2．密切观察生命体征、尿量、意识、皮肤黏膜颜色，注意有无呼吸困难、咳嗽、易疲劳、颈静脉怒张、水肿、奔马律、肺部湿啰音等表现。一旦发生，立即汇报医师，遵医嘱正确使用利尿剂、血管扩张剂。对于应用洋地黄的患者，应特别注意其毒性反应，因为心肌炎时心肌细胞对洋地黄的耐受性差。

（三）防治心律失常病毒性心肌炎患者半数以上可出现各种类型的心律失常，故急性期应心电监护，注意心率、心律、心电图变化，同时准备好抢救仪器及药物，一旦发生严重心律失常，立即遵医嘱给予抗心律失常药物或配合临时起搏、电复律等。

第三节　心律失常患者护理

在正常情况下，心脏以一定范围的频率发生有规律的搏动，促成心搏的冲动起源于窦房结，并以一定的程序传布于心房与心室。心律失常（cardiac arrhythmia）是指心脏冲动的频率、节律、起源部位、传导速度与激动次序的异常。

一、阵发性心动过速

【概　述】

阵发性心动过速（pamxysmal tachycardia）是一种阵发性快速而规律的异位心律，由 3 个或者 3 个以上连续发生的前期收缩形成。根据异位起搏点的部位不同，可分为房性、房室交界区性阵发性心动过速在临床上常难以区别，故统称为室上性阵发性心动过速，简称室上性心动过速；室性阵发性心动过速简称室速。

【临床表现】

室上性阵发性心动过速的临床特点为：突然发作、突然终止，可持续数秒、数小时甚至数日，发作时患者可感心悸、头晕、胸闷、心绞痛，甚至发生心力衰竭、休克。症状轻重取决于发作时心室率快速的程度及持续时间。听诊心室率可达 150～250 次 / min，大多心律绝对规则，心尖部第一心音强度恒定。室性阵发性心动过速发作时的临床症状轻重可因发作时心室率、发作持续时间、原有心脏病变而各有不同。非持续性室速（发作持续时间短于 30s）的患者通常无症状，持续性室速（发作持续时间超过 30s）则常伴明显血流动力学障碍，使心、脑、肾等脏器血液供应骤然减少，临床上可出现心绞痛、呼吸困难、少尿、低血压、晕厥、休克甚至猝死。听诊心率多在 140～220 次 / min，心律轻度不规则。如发生完全性房室分离，则第一心音强度不一致，颈静脉可间歇出现巨大 a 波。

【心电图特点】

（一）阵发性室上性心动过速

1. 心率 150～250 次 / min，节律规则。

2. QRS 波形态及时限正常（伴有室内差异性传导或原有束支传导阻滞者可增宽）。

3．P 波为逆行性（Ⅱ、Ⅲ、aVF 导联倒置），常埋藏于 QRs 波群内或位于其终末部分，与 QRS 波群保持恒定关系往往不易辨认。

4．起始突然，通常由一个房性期前收缩触发。

（二）阵发性室性心动过速

1．3 个或 3 个以上的室性期前收缩连续出现。

2．QRS 波形态畸形，时限大于 0．12s，有继发性 sT—T 改变，T 波方向常与 QRS 波群主波方向相反。

3．心室率一般为 140～220 次 / min，心律可稍不规则。

4．多数情况下，P 波与 QRS 波群无关，形成房室分离；

5．常可见到心室夺获或室性融合波，是确立室速诊断的最重要依据：心室夺获是指室速发作时少数室性冲动下传心室，表现为 P 波之后提前发生 1 次正常的 QRS 波群；当窦性冲动与室性异位起搏点的冲动几乎同时抵达心室，可产生室性融合波，其形态介于窦性与异位心室搏动之间。

二、扑动与颤动

【概　述】

当自发性异位搏动的频率超过阵发性心动过速的范围时，形成扑动或颤动。根据异位搏动起源的部位不同，可分为心房扑动与颤动(atrial flutterand atrial fibrillation)；心室扑动与颤动（ventrieular flutter and yen-trieular。fibrillation）。心房颤动是仅次于期前收缩的常见心律失常，远较心房扑动多见。心室扑动与颤动是极危重的心律失常。

【常见病因】

心房扑动与颤动的病因基本相同，绝大多数见于器质性心脏病患者，最常见于风湿性心脏病二尖瓣狭窄、冠心病、心肌病及甲状腺功能亢进、洋地黄中毒。心室扑动与颤动常为器质性心脏病及其他疾病患者 I 临终前发生的心律失常，临床多见于急性心肌梗死、心肌病、严重低血钾、洋地黄中毒以及胺碘酮、奎尼丁中毒等。

【临床表现】

（一）心房扑动与颤动其临床症状取决于心室率的快慢，如心室率不快者可无任何症状，心室率快者则可有心悸、胸闷、头晕、乏力，心房扑动者听诊时心律规则，亦可不规则。心房颤动者体检第一心音强弱不等，心室律绝对不规则，有脉搏短绌。此外，心房颤动是心力衰竭的最常见诱因之一，还易引起心房内附壁血栓的形成，部分血栓脱落可引起体循环动脉栓塞，常见脑栓塞、肢体动脉栓塞、视网膜动脉栓塞等。

（二）心室扑动与颤动其 f 临床表现无差别。一旦发生，患者迅速出现意识丧失、抽搐、继之呼吸停止甚死亡；听诊心音消失；脉搏触不到、血压测不到。

【心电图特点】

（一）心房扑动

1. P 波消失，代之以 250～350 次 / min、间隔均匀、形状相似的 F 波。

2. F 波与 QRs 波群成某种固定的比例，最常见的比例为 2：1 房室传导，有时比例关系不固定，则引起心室律不规则。

3. QRS 波形态一般正常，伴有室内差异性传导或原有束支传导阻滞者 QRS 波群可增宽、变形。

（二）心房颤动

1. P 波消失，代之以 350～600 次 / min、间隔不均匀、形状、大小不同的 f 波。

2. QRS 波群间隔绝对不规则，心室率通常在 100～160 次 / min。

3. QRs 波形态一般正常，伴有室内差异性传导或原有束支传导阻滞者 QRs 波群可增宽、变形。

（三）心室扑动心电图为匀齐、连续大幅度的正弦波图形，其频率为 150～300 次 / min，难以区分 QRS—T 波群。

（四）心室颤动心电图为形态、频率及振幅完全不规则的波动，其频率为 150～500 次 / min，QRS-T 波群完全消失。

三、房室传导阻滞

【概　述】

房室传导阻滞（atrioventricular block，AVB）又称房室阻滞。是指冲动从心房传入心室的传导过程中受到不同程度的阻滞，阻滞可发生在心房、房室交界区、房室束、双束支等部位。依据阻滞的严重程度又可分为三度，第一度、第二度又称为不完全性房室传导阻滞；第三度称为完全性房室传导阻滞。完全性房室传导阻滞时全部冲动均不能被传导。

【常见病因】

正常人在迷走神经张力增高时可出现不完全性房室传导阻滞，器质性心脏病是临床上最常见的病因。如冠心病（急性心肌梗死）、病毒性心肌炎、急性风湿性心内膜炎、心肌病、先天性心血管病、原发性高血压等，其他病因如药物中毒（洋地黄）、电解质紊乱、心脏手术、甲状腺功能减退等。

【临床表现】

第一度房室传导阻滞患者除可有原发病症状外，通常无其他症状，听诊第一心音强度减弱。第二度房室传导阻滞可分为Ⅰ型与Ⅱ型：Ⅰ型又称文氏阻滞，患者可有心悸与心搏脱漏感，听诊第一心音强度逐渐减弱并有心搏脱漏；Ⅱ型又称莫氏现象，患者可有头晕、乏力、心悸、胸闷等症状，有间歇性心搏脱漏，但第一心音强度恒定，该型易发展成完全性房室传导阻滞；第三度房室传导阻滞临床症状取决于心室率快慢，如心室率过慢导致脑缺血，出现暂时性意识丧失，甚至抽搐，即阿-斯综合征，严重者可猝死。另外亦可因组织器官灌注不足而出现疲乏、晕厥、心绞痛、心衰等症状。听诊第一心音强度不等，可闻及心房音，血压偏低。

【心电图特点】

（一）第一度房室传导阻滞PR间期超过0．20s，无QRS波群脱落。

（二）第二度房室传导阻滞

1．Ⅰ型

(1)PR间期进行性延长，直至Q：RS波群脱落。

（2）相邻的RR间期进行性缩短，直至P波后QRS波群脱落。

（3）包含 QRS 波群脱落的 RR 间期比两倍正常窦性 PP 间期短。

（4）最常见的房室传导比例为 3：2 或 5：4。

2．Ⅱ型

（1）下传的搏动中，PR 间期恒定不变，可正常亦可延长。

（2）有间歇性的 P 波与 QRS 波群脱落，常呈 2：1 或 3：2 传导。

(3)QRS 波群形态一般正常，亦可有形态异常。

（三）第三度房室传导阻滞

1．PP 间隔相等，RR 间隔相等，P 波与 QRS 波群间无关。

2．P 波频率大于 QRS 波频率。

3．QRS 波群形态取决于阻滞部位。如阻滞位于希氏束及其近邻，心室率约 40～60 次／min，Q：RS 波群正常，心律亦较稳定；如位于室内传导系统的心室率可在 40 次／min 以下，QRS 波群增宽，心室率亦常不稳定

四、预激综合征

【概　述】

预激综合征（preexcitation syndrome）即指心房冲动提前激动心室的一部分或全部，或心室颤动提前激动心房的一部分或全部。可发生于任何年龄，以男性居多。其解剖学基础是在房室间除有正常的传导组织以外，还存在附加的房室肌束连接，称为房室旁路或 Kent 束。此外尚有房一希氏束（Jarnes 束）、结室纤维束（Mahaim 束）。当患者出现预激的典型心电图表现、临床上有心动过速发作时，可称之 Wolff-Parkinson-White 综合征，即 WPW 综合征。

【临床表现】

预激综合征本身无任何症状，但常引起快速室上性心律失常，并随年龄增长而增加。80％为房室折返性心动过速，还可并发快速心房颤动、心房扑动，从而诱发心悸、胸闷、心绞痛、充血性心力衰竭、休克，甚至发生猝死。

【心电图特点】

由房室旁路通道引起的典型预激综合征表现为以下几点。

（一）窦性搏动的PR间期短于0．12s。

（二）某些导联的QRS波群时间延长至0．11s以上。

（三）QRS波群起始部分粗钝，称为预激波或S波。

（四）可见继发性sT-T波改变，与QRS波群主波方向相反。

根据心前区导联QRS波群的形态，可将预激综合征分为两型：A型在心前区导联QRS波群均向上，预激发生在左室或右室后底部；B型在VI导联QRS波群向下，V5、V6导联向上，预激发生在右室前侧壁。

【心律失常患者的护理】

（一）密切观察病情变化注意药物的作用副作用

1．体位与休息嘱患者当心律失常发作导致胸闷、心悸、头晕等不适时采取高枕卧位、半卧位或其他舒适体位，尽量避免左侧卧位，因左侧卧位时患者常能感觉到心脏的搏动而使不适感加重。做好心理护理，保持情绪稳定。保证患者充分的休息与睡眠。

2．给予氧气吸入　伴有呼吸困难、发绀等缺氧表现时，给予氧气吸入。

3．制定活动计划首先评估患者活动受限的原因、活动方式与活动量，与患者及家属共同制定活动计划，告诉患者限制最大活动量的指征。对无器质性心脏病的良性心律失常患者，鼓励其正常工作和生活，建立健康的生活方式，避免过度劳累。

4．用药护理严格按医嘱给予抗心律失常药物，纠正因心律失常引起的心排血量减少，改善机体缺氧状况，提高活动耐力。口服药应按时按量服用，静脉注射药物（如普罗帕酮、维拉帕米）时速度应缓慢，静滴速度严格按医嘱执行。必要时监测心电图，注意用药过程中及用药后的心率、心律、血压、脉搏、呼吸、意识，判断疗效和有无不良反应。常见抗心律失常药物的不良反应举例如下。

（1）奎尼丁对心脏的毒性反应较严重，可致心力衰竭、窦性停搏、房室传导阻滞、QT间期延长、诱发尖端扭转型室速、发生奎尼丁晕厥。其他如畏食、恶心、呕吐、腹泻、头昏、视觉障碍等多不严重。

（2）利多卡因在心力衰竭、肝肾功能不全、酸中毒和老年患者，本品半衰期明显延长，应减少剂量，否则可致中枢神经系统毒性反应和心血管系统不良反应。前者如嗜睡、眩晕、感觉异常、视物不清，严重者可有谵妄、昏迷；后者有窦房结抑制、传导阻滞、低血压等。

（3）普罗帕酮副作用较小。可有胃肠道和神经系统反应如恶心、呕吐及眩晕、口内金属味、眼闪光等。个别患者出现手指震颤、窦房结抑制、房室传导阻滞和低血压，亦可加重心力衰竭、支气管痉挛。

（4）普萘洛尔可有低血压、心动过缓、心力衰竭等；可加重哮喘与慢性阻塞性肺部疾病；糖尿病患者可能引起低血糖、乏力。

（5）胺碘酮肺纤维化是胺碘酮最严重的不良反应，还可发生转氨酶升高、光过敏、角膜色素沉着，甲状腺功能亢进或减退，胃肠道反应如恶心、呕吐、排便习惯改变，心脏方面反应如心动过缓、房室传导阻滞或因 QT 间期过度延长而致尖端扭转型室速。

（6）维拉帕米偶有肝毒性，增加地高辛血浓度，有负性肌力作用与延缓房室传导作用，可致低血压。

（7）腺苷可有胸部压迫感、呼吸困难、面部潮红、窦性心动过缓、房室传导阻滞等不良反应，但持续时间通常短于 1min。

（二）积极防止潜在并发症猝死的发生

1．合理休息嘱严重心律失常的患者卧床休息，以减少心肌耗氧量和对交感神经的刺激。卧床期间加强生活护理。

2．心电监护住监护病房，严密观察心率、心律变化。发现频发 5 次 / min 以上、多源性、成对的或呈 Ron T 现象的室性期前收缩、第二度Ⅱ型房室传导阻滞、第三度房室传导阻滞、阵发性室性心动过速等，应立即报告医师，协助采取积极的处理措施。安放监护电极前注意清洁皮肤，电极放置部位应避开胸骨右缘及心前区，以免影响心电图和紧急电复律；定期更换电极，观察有无局部皮肤发红、痒等过敏反应，必要时给予抗过敏药物。

3．随时做好抢救准备建立静脉通道，备好纠正心律失常的药物及其他抢救药品，除颤器、临时起搏器等抢救设备随时处于应急状态。

4．病情监测与处理监测电解质及酸碱平衡状况，密切观察患者的意识状态、脉搏及心率、呼吸、血压、皮肤黏膜状况等。一旦发生猝死的表现如意识突然丧失、抽搐、大动脉搏动消失、呼吸停止，立即进行抢救，如人工呼吸、心脏按压、电复律或临时起搏等。

第四节　慢性心力衰竭患者的护理

【概　述】

慢性心力衰竭是大多数心血管疾病的最终归宿，也是最主要的死亡原因。在西方国家，引起慢性心力衰竭的基础心脏病以高血压、冠心病为主；在我国，过去以心瓣膜病居首位，但近年来其所占比例已趋下降，而冠心病和高血压的比例呈明显上升的趋势。

【临床表现】

（一）左心衰竭　以肺循环淤血和心排血量降低表现为主。

1．症状

（1）呼吸困难劳力性呼吸困难是左心衰竭最早出现的症状，因运动使回心血量增加，左心房压力升高，加重了肺淤血。开始多发生在较重体力活动时，休息后缓解，随着病情进展，轻微体力活动时即可出现。有的患者还可出现夜间阵发性呼吸困难，此为左心衰竭的典型表现。其发生机制除因睡眠平卧血液重新分配使肺血流量增加外，夜间迷走神经张力增高，小支气管收缩，横膈上抬，肺活量减少等也是促发因素。严重心衰时，患者可出现端坐呼吸，采取的座位愈高说明左心衰竭的程度愈重，故可据此估计左心衰竭的严重程度。

（2）咳嗽、咳痰和咯血咳嗽、咳痰是肺泡和支气管黏膜淤血所致。开始常发生在夜间，坐位或立位时可减轻或消失。痰常呈白色浆液泡沫状，偶可见痰中带血丝。长期慢性淤血时肺静脉压力升高，导致肺循环和支气管血液循环之间形成侧支，在支气管黏膜下形成扩张的血管，一旦破裂可引起大咯血。

（3）疲倦、乏力、头晕、心悸其原因主要是由于心排血量降低导致心、脑、骨骼肌等脏器组织血液灌注不足及代偿性心率加快。

（4）少尿及肾功能损害症状严重左心衰竭时血液进行再分配，首先是肾血流量明显减少，患者可出现少尿。长期慢性肾血流量减少可出现血尿素氮、肌酐升高并可有肾功能不全的相应症状。

2．体征

（1）肺部湿性啰音由于肺毛细血管压增高，液体可渗出到肺泡而出现湿性啰音。随着病情由轻到重，肺部湿性啰音可从局限于肺底部直至满布全肺。

（2）心脏体征一般均有心脏扩大、心尖部舒张期奔马律、肺动脉瓣区第二心音亢进。此外，可有基础心脏病的体征如心瓣膜病的杂音等。

（二）右心衰竭　以体循环静脉淤血表现为主。

1．症状

（1）消化道症状　胃肠道及肝淤血引起腹胀、食欲不振、恶心、呕吐等是右心衰最常见的症状。

（2）劳力性呼吸困难继发于左心衰竭的右心衰竭以及单纯性右心衰竭均有明显的呼吸困难。

2．体征

（1）颈静脉征颈静脉搏动增强、充盈、怒张，是右心衰时的主要体征，肝一颈静脉回流征阳性则更具特征性。

（2）肝大常发生在皮下水肿之前，肝因淤血肿大常伴压痛，还可出现轻度转氨酶升高。持续慢性右心衰可致心源性肝硬化，晚期可出现黄疸及大量腹水。

（3）水肿主要是由于水钠潴留和静脉淤血使毛细血管压增高所致，其特征为水肿首先出现在身体最低垂的部位，为对称性、凹陷性水肿。胸腔积液也是因体静脉压力增高引起，以双侧多见，若为单侧则以右侧更为多见，可能与右膈下肝瘀血有关。

（4）心脏体征除基础心脏病的固有体征外，右心衰时可因右心室显著扩大而出现三尖瓣关闭不全的反流性杂音。

（三）全心衰竭继发于左心衰而形成的右心衰，当右心衰出现后，因右心排血量减少，阵发性呼吸困难等肺淤血症状反而有所减轻。扩张型心肌病等表现为左、右心室同时衰竭者，肺淤血症往往不很严重，左心衰的表现主要为心排血量减少的相关症状和体征。

（四）心功能分级按心功能状况给以分级，可大体上判断病情严重程度，对治疗措施的选择、劳动力的评定、预后的判断等有实用价值。目前通用的是1928年纽约心脏病学会[NYHA]提出的一项分级方案，主要是根据患者的自觉活动能力划分为四级：Ⅰ级：患者患有心脏病但体力活动不受限制。平时一般活动不引起疲乏、心悸、呼吸困难、心绞痛等症状；Ⅱ级：体力活动轻度受限。休息时无自觉症状，但平时一般的活动可出现上述症状，休息后很快缓解；Ⅲ级：体力活动明显受限。休息时无症状，平时一般的活动即可出现上述症状，休息较长时间后症状方可缓解；Ⅳ级：不能从事任何体力活动。休息时亦有心衰的症状，体力活动后加重。

【诊断要点】

慢性心力衰竭的诊断主要依据：①肺淤血、体循环淤血的临床表现；②原有心脏病的体征；③实验室及其他检查指标；诊断应包括基本心脏病的病因、病理解剖和病理生理诊断及心功能分级。

【护理措施】

（一）休息与活动

1．保持环境安静、舒适，空气流通，限制探视；安慰、鼓励患者，帮助树立战胜疾病的信心，家属应给予积极的支持，以利于患者情绪稳定。急性期让患者取半卧位或端坐位安静休息，限制活动量。

2．制订活动目标与计划根据患者心功能分级决定活动量，告诉患者体力和精神休息可减轻心脏负荷，利于心功能的恢复。督促患者坚持动静结合，循序渐进增加活动量：

Ⅰ级：不限制一般的体力活动，积极参加体育锻炼，但应增加睡眠时间，避免剧烈运动和重体力劳动。

Ⅱ级：适当限制体力活动，增加午睡时间，强调下午多休息，可不影响轻体力工作和家务劳动。

Ⅲ级：严格限制一般的体力活动，每天有充分的休息时间，但日常生活可以自理或在他人协助下自理。

Ⅳ级：绝对卧床休息，取舒适体位，生活由他人照顾。可在床上做肢体被动运动，轻微的屈伸运动和翻身，逐步过渡到坐床边或下床活动。当病情好转后，应尽早做适量的活动，避免长期卧床，因为长期卧床易导致静脉血栓形成、坠积性肺炎、便秘、压疮、直立性低血压等的发生。

3．活动过程中注意患者有呼吸困难、胸痛、心悸、疲劳等不适时应停止活动，并以此作为限制最大活动量的指征。活动量应根据心功能情况循序渐进，避免过度活动诱发心律失常。

（二）饮食护理

1．限制水钠摄入适当控制液体摄入量，限制钠盐摄入，每日食盐摄入量少于5g，服用利尿剂者可适当增加。告诉患者及家属低盐饮食的重要性并督促其执行。限制含钠量高的食品如腌制品、海产品、发酵面食、罐头、味精、啤酒、碳酸饮料等，可用糖、醋、蒜调味以增进食欲。

2．补充营养给予高蛋白、高维生素的易消化清淡饮食，改善患者营养状况。限制总热量的摄入，少量多餐，避免过饱；勿用力大便，必要时使用缓泻剂。

（三）吸氧给予氧气吸入，根据缺氧的轻重程度调节氧流量。

（四）病情观察注意观察体温、脉搏、呼吸血压的变化，注意心力衰竭的早期表现，有无头晕、乏力、嗜睡、晕厥等情况；注意观察水肿的消长情况，每日测量体重，准确记录出入量，并将其重要性告诉患者及家属，取得配合。注意呼吸困难的程度、发绀情况、肺部啰音的变化、血气分析和血氧饱和度等，以判断药物疗效和病情进展。

（五）用药护理

1．使用血管扩张剂的护理如硝酸酯制剂可致头痛、面红、心动过速、血压下降等副作用，尤其是硝酸甘油静滴时应严格掌握滴速，监测血压；ACE抑制剂的副作用有直立性低血压、皮炎、蛋白尿、咳嗽、间质性肺炎等，此外ACE抑制剂有较强的保钾作用，与不同类型的利尿剂合用时应特别注意。

2．使用利尿剂的护理注意观察水肿消退情况，呼吸困难是否改善，严格记录出入量。遵医嘱正确使用利尿剂，并注意观察和预防药物副作用。如袢利尿剂和噻嗪类利尿剂最主要的副作用是低钾血症，从而诱发心律失常或洋地黄中毒。应注意监测血钾及有无乏力、腹胀、肠鸣音减弱等低钾血症的表现。同时多补充含钾丰富的食物，如深色蔬菜、瓜果、红枣、菇类、豆类等，必要时遵医嘱补充钾盐。口服补钾宜在饭后或将水剂与果汁同饮，以减轻胃肠道不适；静脉补钾时每500ml液体中．KCl含量不宜超过1．5g。噻嗪类的其他副作用还有胃部不适、呕吐、腹泻、高血糖、高尿酸血症等。氨苯蝶啶的副作用有胃肠道反应、嗜睡、乏力、皮疹，长期用药可产生高钾血症，尤其是伴肾功能减退、少尿或无尿者应慎用。螺内酯毒性甚小，可有嗜睡、运动失调、男性乳房发育、面部多毛等副作用，肾功能不全及高钾血症者禁用。另外，非紧急情况下，利尿剂的应用时间选择早晨或日间为宜，避免夜间排尿过频而影响患者的休息。

3．使用洋地黄的护理。

（1）用药注意事项①洋地黄用量个体差异很大，老年人、心肌缺血缺氧如冠心病、重度心力衰竭、低钾、低镁血症、肾功能减退等情况对洋地黄较敏感，使用时应严密观察患者用药后反应；②注意不与奎尼丁、普罗帕酮（普罗帕酮）、维拉帕米（维拉帕米）、钙剂、胺碘酮等药物合用，以免增加药物毒性；③必要时监测血清地高辛浓度；④严格按医嘱给药，教会患者服地高辛时应自测脉搏，当脉搏小于60次／min或节律不规则应暂停服药并告诉医师；用毛花糖苷丙或毒毛花糖苷K时务必稀释后缓慢静注，并同时监测心率、心律及心电图变化。

（2）密切观察洋地黄毒性反应洋地黄中毒最重要的反应是各类心律失常，最常见者为室性期前收缩，多呈二联律或三联律，其他如房性期前收缩、交界性心动过速、心房颤动、房室传导阻滞等。用维持量法给药时，胃肠道反应可有食欲不振、恶心、呕吐。神经系统症状较少见。

（3）洋地黄中毒的处理①立即停用洋地黄制剂；②补充钾盐，可口服或静脉补充氯化钾，停用排钾利尿剂；③纠正心律失常，快速性心律失常首选苯妥英钠或利多卡因，有传导阻滞及缓慢性心律失常者可用阿托品静注或安置临时起搏器。

第五节　心肌梗死患者护理

【概　述】

心肌梗死（myocardialinfarCTion）是指心肌缺血性坏死。因冠状动脉供血急剧减少或中断，使相应的心肌严重而持久地缺血缺氧导致心肌坏死。临床上表现为持久的胸骨后剧烈疼痛、发热、白细胞计数和心肌酶增高、心电图进行性改变；可发生心律失常、休克或心力衰竭，属冠心病的严重类型。本病男性多于女性，男：女之比约为2．5：1。40岁以上占绝大多数。冬春两季发病较多，北方地区较南方地区为多。其发病的危险因素有原发性高血压、高脂血症、糖尿病、吸烟等。

【临床表现】

与心肌梗死面积的大小、部位、侧支循环情况密切相关。

（一）先兆有50％～81．2％的患者在起病前数日或数周有乏力、胸部不适、活动时心悸、气急、烦躁等前驱症状，其中以初发型心绞痛或恶化型心绞痛最为突出。心绞痛发作较以往频繁，程度重，时间较长，硝酸甘油疗效较差，诱发因素不明显。心电图呈现明显缺血性改变。及时处理先兆症状，可使部分患者避免发生心肌梗死。

（二）症状

1．疼痛为最早出现的最突出的症状。其性质和部位与心绞痛相似，但多无明显诱因，且程度更剧烈，常呈难以忍受的压榨、窒息或烧灼样，伴有大汗、烦躁不安、恐惧及濒死感，持续时间可长达数小时或数天，服硝酸甘油无效。部分患者疼痛可向上腹部、下颌、颈部、背部放射而被误诊。少数急性心肌梗死患者可无疼痛，一开始即表现为休克或急性心力衰竭。

2．全身症状有发热，体温可升高至38℃左右，持续约1周。伴心动过速或过缓。

3．胃肠道症状疼痛剧烈时常伴恶心、呕吐和上腹胀痛。

4. 心律失常见于75%～95%的患者，多发生在起病1～2周内，尤以24h内最多见。各种心律失常中以室性心律失常为主，尤其是室性期前收缩。频发的、成对出现的、多源性或呈R on T现象的室性期前收缩以及短阵室性心动过速常为心室颤动的先兆。下壁梗死易发生房室传导阻滞。

5. 休克主要为心源性休克。休克多在起病后数小时至1周内发生，发生率为20%左右。患者表现为面色苍白、皮肤湿冷、脉细而快、大汗淋漓、烦躁不安、尿量减少，严重者可出现昏迷。近年来由于早期采用冠状动脉再通的措施，使心肌坏死的面积及时缩小，从而使休克的发生率大幅度下降。

6. 心力衰竭　主要为急性左心衰竭，可在起病最初几天内发生，或在梗死演变期出现。其发生率约为32%～48%。患者表现为呼吸困难、咳嗽、烦躁、发绀等，重者出现肺水肿，随后可发生颈静脉怒张、肝大、水肿等右心衰体征。右心室心肌梗死者可一开始即出现右心衰竭表现，伴血压下降。

（三）体征

1. 心脏体征心脏浊音界可正常或轻至中度增大。心率多增快，也可减慢；心律不齐；心尖部第一心音减弱，可闻及第四心音奔马律；部分患者在心前区可闻及收缩期杂音或喀喇音，为二尖瓣乳头肌功能失调或断裂所致；亦有部分患者在起病2～3d出现心包摩擦音，为反应性纤维化心包炎所致。

2. 血压除急性心肌梗死早期血压可增高外，几乎所有患者都有血压降低。

3. 其他当伴有心律失常、休克、心力衰竭时可出现相应的体征。

（四）并发症

1. 乳头肌功能失调或断裂二尖瓣乳头肌因缺血、坏死等使收缩功能发生障碍，造成二尖瓣脱垂及关闭不全。轻者可以恢复，重者可严重损害左心功能致使发生急性左心衰竭，最终导致死亡。

2. 心脏破裂较少见，常在起病1周内出现。

3. 栓塞见于起病后1～2周，如为左心室附壁血栓脱落所致，则引起脑、肾、脾或四肢等动脉栓塞。由下肢静脉血栓脱落所致，则产生肺动脉栓塞。

4．心室壁瘤　或称室壁瘤，主要见于左心室，发生率 50%～20%。较大的室壁瘤体检时可有左侧心界扩大，心脏搏动较广泛。心电图示 ST 段持续抬高。室壁瘤可导致左心衰竭、心律失常、栓塞等。

（五）心肌梗死后综合征发生率约 10%。于心肌梗死后数周至数月内出现，表现为心包炎、胸膜炎或肺炎，有发热、胸痛等症状，可能为机体对坏死物质的过敏反应。

【护理措施】

（一）休息与活动

1．休息急性期应绝对卧床休息，保持环境安静，限制探视人员，减少干扰。急性期卧床休息可减轻心脏负荷，减少心肌氧耗量，缩小梗死范围，有利于心功能的恢复；病情稳定后逐渐增加活动量可促进侧支循环的形成，提高活动耐力，防止深静脉血栓形成、便秘、肺部感染等并发症。

2．活动是一个渐进的过程，既不能过度活动，也不能因担心病情而不活动。根据病情和患者活动过程中的反应，逐渐增加活动量、活动持续时间和次数。若有并发症，则应适当延长卧床时间。

第 1 周内：前 3 天绝对卧床休息，可进行腹式呼吸、擦脸、关节被动运动。协助做好口腔、饮食、卫生、大小便护理等。第 4d 起可进行关节主动运动，座位洗漱、进餐，床上静坐，床边使用坐便器。开始起坐时动作应缓慢，防止直立性低血压。

第 2 周：坐椅子上就餐、洗漱等，由坐床边、床边站立逐步过渡到床边步行、病室内行走、室外走廊散步，做医疗体操。

第 3 周：在帮助下洗澡、上厕所，试着上下一层楼梯。

第 4 周起：若病情稳定，体力增进，可考虑出院，或考虑行冠状动脉造影检查，进一步行 PTCA 及支架治疗或冠脉搭桥术。开始进行康复训练时，必须在医务人员监测下进行，最好有心电监护。运动以不引起任何不适为度，心率增加 10～20 次 / min 为正常反应，运动时心率增加小于 10 次 / min 可加大运动量，进入高一阶段的训练。若运动时心率增加超过 20 次 / min，收缩压降低超过 15mmHg，出现心律失常或心电图 sT 段缺血型（下降 0. 1mV 或上升 0. 2mV），则应退回到前一运动水平，若仍不能纠正，应停止活动。

（二）给氧　间断或持续高流量吸氧，以增加心肌氧的供应。

（三）保持大便通畅

1. 注意观察患者排便次数、性状、排便难易程度，平时有无习惯性便秘，是否已服通便药物，是否适应床上排便等。向患者解释床上排便对控制病情的重要意义。指导患者不要因怕弄脏床单而不敢床上排便，或因为怕床上排便而不敢进食，从而加重便秘的危险。患者排便时应提供隐蔽条件，如屏风遮挡。

2. 指导患者采取通便措施。如进食清淡易消化含纤维素丰富的食物；每日清晨给予蜂蜜 20ml 加适量温开水同饮；适当腹部按摩（按顺时针方向）以促进肠蠕动；遵医嘱给予通便药物如麻仁丸、果导等。嘱患者勿用力排便，病情允许时，尽量使用床边坐便器，必要时含服硝酸甘油，使用开塞露。

（四）准确应用止痛剂遵医嘱给予吗啡或哌替啶止痛，给予硝酸甘油或硝酸异山梨酯，烦躁不安者可肌注地西泮，并及时询问患者疼痛及其伴随症状的变化情况，注意有无呼吸抑制、脉搏加快等不良反应，随时监测血压的变化。

（五）溶栓治疗的护理迅速建立两条静脉通道，保持输液通畅。心肌梗死不足 6h 的患者，可遵医嘱给予溶栓治疗。其护理包括：询问患者是否有脑血管病、活动性出血、消化性溃疡、近期大手术或外伤病史等溶栓禁忌证；溶栓前先检查血常规、血小板、出凝血时间和血型，配血备用；准确、迅速地配制并输注溶栓药物；观察患者用药后有无寒战、发热、皮疹等过敏反应，是否发生皮肤、黏膜及内脏出血等副作用，一旦出血严重应立即中止治疗，紧急处理。使用溶栓药物后，应定时描记心电图、抽血查心肌酶，询问患者胸痛有无缓解。判断溶栓是否成功的指征如下。

1. 胸痛 2h 内基本消失。

2. 心电图抬高的 sT 段于 2h 内回降大于 50%。

3. 2h 内出现再灌注性心律失常。

4．血清 CK-MB 酶峰值提前出现（14h 以内），或根据冠状动脉造影直接判断冠脉是否再通。

第六节　亚急性感染性心内膜炎患者护理

【概　述】

亚急性感染性心内膜炎，各年龄组均可发生，但婴幼儿罕见。近年来平均发病年龄为 45 岁左右。

【临床表现】

（一）全身性感染的表现起病隐匿，可有全身不适、乏力、食欲不振、面色苍白、体重减轻等非特异性症状。弛张性低热，体温多在 37．5～39℃之间，午后和晚上较高，伴寒战和盗汗。头痛、背痛和肌肉关节痛亦常见。

（二）心脏受累的表现取决于原有心脏病的种类和感染病程中赘生物所引起的新的瓣膜病变。绝大多数（约 90%）患者有病理性杂音，杂音性质的改变仍为本病特征性表现，与赘生物的生长和分裂、脱落有关，但并不多见。腱索断裂或瓣叶穿孔是迅速出现新杂音的重要因素。主要的并发症是充血性心力衰竭。

（三）周围体征多为非特异性，近年已不多见，其原因可能是微血管炎和微栓塞。包括以下几点：

1．淤点可出现于任何部位，以锁骨以上皮肤，口腔黏膜和结合膜更常见。常成群出现，持续数天后可消失，又可重新出现。

2．指（趾）甲下出血较少见，呈条纹状。

3．Osler 结节分布于手指或足趾末端的掌面、足底或大小鱼际处，呈红色或紫色痛性结节，略高出皮肤。

4．Janeways 结节是位于手掌或足底的无压痛小结节。

5．杵状指、趾仅见于 20%的亚急性病程超过 6 周者，无特异性。

（四）栓塞多见于病程后期，但在约 1／3 的患者中是首发症状。

1．脑包括脑栓塞、脑出血（细菌性动脉瘤破裂引起）和弥漫性脑膜炎。患者可有神志和精神改变、视野缺损、失语、吞咽困难、瞳孔大小不对称、轻偏瘫、抽搐或昏迷等表现。

2．肾常出现腰痛、血尿等，严重者可有肾功能不全。

3．脾栓塞时，患者出现左上腹剧痛，呼吸或体位改变时加重。

4．肺常发生突然胸痛、气急、发绀、咯血。

5．其他动脉的栓塞冠状动脉栓塞可引起急性心肌梗死；肠系膜动脉栓塞表现如急腹症；肢体动脉栓塞表现为受累肢体变白或发绀、肤温降低、疼痛、动脉搏动减弱或消失。

（五）其他贫血较常见，多为轻、中度，晚期患者可中度贫血。脾大，见于30%的病程超过6周的患者。

【辅助检查】

(一)血培养是诊断感染性心内膜炎的最重要方法,药物敏感试验可为治疗提供依据。近期未接受过抗生素治疗的患者血培养阳性率可高达95%以上。2周内用过抗生素或采血、培养技术不当，常降低血培养的阳性率。

（二）红细胞沉降率测定90%以上的患者红细胞沉降率增快。

（三）血象进行性贫血较常见，60%～70%患者属正常色素型正常细胞性贫血；白细胞计数正常或轻度升高，分类计数轻度左移。

（四）尿检查可有镜下血尿和轻度蛋白尿，肉眼血尿提示肾栓塞。

（五）超声心动图检查经胸超声可诊断出50%～75%的赘生物，经食管超声可检出大于5mm的赘生物，敏感性高达95%以上。赘生物大于等于10mm时，易发生动脉栓塞。未发现赘生物，不能排除感染性心内膜炎。发病前后的超声心动图检查可显示基础心脏病变及赘生物所引起的瓣膜和心脏功能损害。

【护理措施】

（一）密切观察体温及皮肤黏膜变化每4～6h测量体温一次，准确绘制体温曲线，以正确反映动态变化，判断病情进展及治疗效果。仔细观察患者有无皮肤瘀点、甲床下出血、

Osier 结合 Janeways 结等皮肤黏膜病损及其消退情况。

（二）正确采集血液标本如血培养加药物敏感试验、白细胞计数、红细胞沉降率等。尤其是正确留取合格的血培养标本如下。

1. 未经治疗的亚急性患者应在第 1 日间隔 1h 采血 1 次，共 3 次。如次日未见细菌生长，重复采血 3 次后，开始抗生素治疗。

2. 已经用过抗生素者停药 2～7 天后采血，必要时需补充特殊营养或者采用特殊培养技术，以提高血培养阳性率。

3. 采血时间选在寒战或体温正在升高时，每次采血量 10ml 左右，做需氧和厌氧菌培养，至少应培养 3 周。告诉患者暂时停用抗生素和反复多次采血培养的必要性，以便于消除患者恐惧心理、取得患者的理解和配合。

（三）饮食护理给予高热量、高蛋白、高维生素、易消化的半流质或软食，以补充发热引起的肌体耗竭；注意变换烹调风味，做好口腔护理，以增进食欲。

（四）发热护理高热患者卧床休息，给予物理降温，及时记录物理降温后的体温变化。患者出汗多时应随时注意防止患者因频繁更换衣服而受凉。

（五）抗生素应用的护理遵医嘱给予抗生素治疗，密切观察用药效果，告诉患者病原体隐藏在赘生物内和皮下，需要坚持大剂量全疗程长时间应用才能杀灭，严格按照规定的时间点用药，以确保维持有效的血药浓度。注意保护静脉，可使用静脉留置针以避免多次穿刺、增加患者痛苦。注意观察药物可能产生的副作用和毒性反应，一旦出现及时报告医生。

（六）其他积极观察并防治栓塞、心力衰竭等并发症的发生。

第七章　呼吸系统疾病患者护理

第一节　慢性支气管炎患者的护理

【概　述】

慢性支气管炎（chronic bronchitis，简称慢支），是指气管、支气管黏膜及其周围组织的慢性非特异性炎症。临床上以慢性咳嗽、咳痰或伴有喘息及反复发作为特征。是一种严重危害人民健康的常见病，多发生于中老年人。长期反复发作可发展为慢性阻塞性肺气肿和肺源性心脏病。

【临床表现】

（一）症状起病缓慢，病程较长。咳嗽、咳痰、喘息为主要症状。早期症状轻微，常于吸烟、过度疲劳、受凉感冒、寒冷季节或接触有害气体后引起急性发作或加重，气候转暖时症状可自然缓解。炎症晚期时，症状可持续存在。

1．咳嗽一般以晨间咳嗽为主，白天咳嗽较轻，睡前有阵咳或排痰。

2．咳痰以清晨排痰较多，一般为白色黏液痰或浆液泡沫痰。有细菌感染时，可出现黏液脓性痰。

3．喘息或气促有支气管痉挛者可出现喘息，症状反复发作。并发阻塞性肺气肿时，可出现劳累或活动后气促，晚期则喘息明显，生活难以自理。多于寒冷季节加重。

（二）体征早期无异常体征。急性发作期，多在背部和两肺下部闻及散在干、湿性啰音，咳嗽后可改变或消失。喘息型慢支者可闻及哮鸣音和呼气延长。

（三）临床分型、分期

1．临床分型可分为单纯型和喘息型两型。

（1）单纯型以咳嗽、咳痰为主要表现。

（2）喘息型　主要表现为咳嗽、咳痰和喘息症状，常伴有哮鸣音，喘息于睡眠时明显，阵咳时加剧。

2．临床分期

（1）急性发作期指患者 1 周内出现脓性或黏液脓性痰，痰量明显增多或伴有发热等炎症表现；或指 1 周内“咳”“痰”“喘”症状中任何一项明显加重者。

（2）慢性迁延期患者有不同程度的“咳”“痰”“喘”症状迁延达 1 个月以上。

（3）临床缓解期经治疗后症状基本消失，或症状自然缓解，或偶有轻微咳嗽，少量痰液，维持 2 个月以上者。

【护理措施】

（一）病情观察密切观察“咳”“痰”“喘”症状及诱发因素，尤其是痰液的性质和量。评估临床分型、分期，如单纯型或喘息型、急性发作期或慢性迁延期。

（二）保持呼吸道通畅指导痰多黏稠、难咳的患者多饮水，遵医嘱每天用生理盐水、硫酸庆大霉素、糜蛋白酶等药物雾化吸入，指导患者采取有效咳嗽方式，护理人员或家属协助患者翻身、胸部叩击和体位引流，有利于分泌物的排出。

（三）用药护理用药后观察药物疗效和副作用。

1．止咳药

（1）可待因有麻醉性中枢镇咳作用，适用于剧烈干咳者，有恶心、呕吐、便秘等副作用，可能会成瘾。

（2）喷托维林是非麻醉性中枢镇咳药，用于轻咳或少量痰液者，无成瘾性，副作用有口干、恶心、腹胀、头痛等。

2．祛痰药

（1）溴己新可使痰液中黏稠多糖纤维断裂，痰液黏稠度降低。偶见恶心、转氨酶增高，胃溃疡者慎用。

（2）盐酸氨溴索可促进肺表面活性物质分泌，增强呼吸道纤毛清除功能，是润滑性祛痰药，胃肠道不适等副作用较轻。对痰液较多或年老体弱、无力咳痰者，以祛痰为主，有利于排痰，保持呼吸道通畅。尽量避免使用可待因等强镇咳药，因其可抑制中枢和加重呼吸道阻塞。

（四）戒烟停止吸烟可改变自然病程，显著减慢病情的恶化速度。首先要戒烟，因为要打断生理成瘾环，需要患者的决心和配合。具体措施

1．指导患者避免接触吸烟人群或环境，和戒烟成功者交流经验，清除工作场所、家中的储备烟。

2．告知患者戒烟第1周最困难，通常尼古丁完全撤离需2～4周。

3．提供以水果、蔬菜为主的低热量饮食，戒烟第1周多饮汤水以排除体内积蓄的尼古丁。合理安排生活、娱乐或外出旅游，以分散注意力。

4．有条件者可贴戒烟膏药（内含少量尼古丁），以减少戒烟痛苦，或把急性发病住院作为戒烟时机。

5．戒烟时可出现坐立不安、烦躁、头痛、腹泻和失眠等不适症状，需要家属的关心、理解和支持。可有计划地逐渐戒烟以减轻戒断症状。

第二节　阻塞性肺气肿患者护理

【概　述】

阻塞性肺气肿（obstruCTive pulmonary cmphyscma，简称肺气肿）是指终末细支气管远端（细支气管、肺泡管、肺泡囊和肺泡）气道弹性减退、过度膨胀、充气和肺容量增大，并伴有气道壁的破坏。由于大多数肺气肿患者伴有慢性咳嗽、咳痰史，很难同慢性支气管炎截然区分，故临床上将具有气道阻塞特征的慢性支气管炎和肺气肿，统称为慢性阻塞性肺疾病（即COPD简称慢阻肺）。由于吸烟、感染、大气污染等有害因素，近年来COPD有逐渐增加的趋势。

【临床表现】

（一）症状本病的主要症状是进行性加重的呼吸困难，且活动后加剧。慢性支气管炎并发肺气肿时，可在慢性咳嗽、咳痰的基础上逐渐出现呼吸困难。早期在劳累、上楼或登山时出现气促，逐渐发展至难以胜任原来的工作，甚至静息状态也感气促。感染时呼吸困难明显加重。全身症状有疲劳、食欲不振和体重减轻等。该病晚期可出现呼吸衰竭。

（二）体征早期体征无明显改变。随着病情的发展可见桶状胸，呼吸活动减弱，辅助呼吸肌活动增加；触诊语颤减弱或消失；叩诊过清音，心浊音界缩小，肝上界下移；听诊呼吸音减弱，呼气时间延长，心音遥远等。晚期患者因呼吸困难，颈、肩部辅助呼吸肌常参与呼吸运动，可表现为身体前倾。呼吸时常呈缩唇呼气，可伴有口唇发绀、右心衰竭等体征。

（三）临床分型根据患者临床表现和病理生理改变可分以下类型。

1．气肿型（PP 型，A 型，又称红喘型）。多见于明显瘦弱体形者和老年人。起病隐匿，病程较长，咳嗽、咳痰较轻，呼吸困难明显，多呈持续性。由于通气过度，动脉血氧分压可正常或稍低，呈喘息外貌，无发绀。主要病理改变为全小叶或小叶中央性肺气肿。晚期发生呼吸衰竭和右心衰竭。

2．支气管炎型（BB 型，B 型，又称紫肿型）。多见于肥胖体形者，发病年龄较早。以呼吸道反复感染为主，咳嗽较重，咳黏液脓性痰且量多，早期有发绀，但呼吸困难相对较轻。动脉血氧分压常明显降低。主要病理变化为严重慢性支气管炎伴小叶中央性肺气肿。较早出现呼吸衰竭和右心衰竭。

3．混合型同时存在上述两种类型的特征。

【护理措施】

（一）改善气体交换

1．环境和体位室内环境安静、舒适，空气洁净，保持合适的温湿度。冬季注意保暖，避免直接吸入冷空气。戒烟。．患者取舒适体位，晚期患者常采取身体前倾位，使辅助呼吸肌共同参与呼吸。

2．密切观察病情观察患者咳嗽、咳痰、呼吸困难进行性加重的程度，全身症状、体征和并发症情况。监测动脉血气分析和水、电解质、酸碱平衡状况。

3．观察用药反应遵医嘱应用抗炎、止咳、祛痰、平喘等药物，观察疗效和副作用。

4．呼吸肌功能锻炼其目的是改变浅而快呼吸为深而慢的有效呼吸。进行腹式呼吸、缩唇呼气、膈肌起搏（体外膈神经电刺激）、吸气阻力（阈值）器呼吸锻炼等，加强胸、膈呼吸肌肌力和耐力，改善呼吸功能。常用的方法有：

（1）腹式呼吸法（膈式呼吸锻炼）肺气肿患者呼气时，因气体排出困难，肺泡内残留气体过多而膨胀，引起呼吸幅度下降（呼吸短促）。增加膈肌和腹肌活动，改善呼吸功能。开始时，护理人员先做示范，然后给予具体的辅导指导和纠正。

方法：指导患者取立位、坐位或平卧位，初学时，以半卧位容易掌握。两膝半屈（或膝下垫小枕），使腹肌放松。两手分别放于前胸部和上腹部；用鼻缓慢吸气时，膈肌最大程度下降，腹肌松弛，腹部手腕向上抬起，胸部手在原位不动，抑制胸廓运动；呼气时，腹肌收缩帮助膈肌松弛，膈肌随腹腔内压增加而上抬，增加呼气潮气量。同时可配合缩唇呼气法，每天进行锻炼，时间由短到长，逐渐习惯于平稳而缓慢的腹式呼吸。训练腹式呼吸有助于降低呼吸频率，增加潮气量肺泡通气量，减少功能残气量，并增加咳嗽、咳痰能力，缓解呼吸困难症状，改善换气功能。

（2）缩唇呼气法指导患者呼气时腹部内陷，胸部前倾，将口唇缩小（呈吹口哨样），尽量将气呼出，以延长呼气时间，同时口腔压力增加，传至末梢气道，避免小气道过早关闭，改善肺泡有效通气量。吸呼气时间比 1：2 或 1：3，尽量深吸气慢呼气。每分钟 7～8 次，10～20min / 次，2 次 / d。

5. 体育锻炼根据病情制定多种多样行之有效的锻炼计划。锻炼方式如散步、太极拳、体操、上下楼、骑自行，车等。对病情较重者，鼓励患者进行床边活动，注意做好防护工作。锻炼应以患者不感到过度疲劳为宜，坚持锻炼有利于提高体力、耐力和抵抗力。

6. 氧疗护理慢性低氧血症可引起患者运动受限，体重下降，精神神经改变等，长期持续低流量吸氧能改善缺氧，延长患者生存时间。一般采用鼻导管持续低流量吸氧，每日10—15h，提高血氧分压。COPD 患者因长期二氧化碳潴留，主要通过缺氧刺激呼吸中枢，而持续低流量吸氧，维持 PaO_2 在 60mmHg 以上，既能改善组织缺氧，也可防止因缺氧状态解除而抑制呼吸中枢。氧疗有效的指标为：患者呼吸困难减轻、呼吸频率减慢、发绀减轻，心率减慢、活动耐力增加。

（二）保持呼吸道通畅指导痰多黏稠、难咳的患者多饮水，遵医嘱每天用生理盐水、硫酸庆大霉素、糜蛋白酶等药物雾化吸入，指导患者采取有效咳嗽方式，护理人员或家属协助患者翻身、胸部叩击和体位引流，以利于分泌物的排出。

（三）做好饮食指导、改善营养状况

1. 评估营养状况动态监测患者的实际体重和理想体重的比值，可反映能量代谢的总体情况（营养不良时实际体重低于理想体重10%以上），测量三头肌皮褶厚度、上臂中部肌围（营养不良时均小于标准测量值的肋%），肌肉松弛无力程度；检查血清蛋白等实验室指标。营养不良可加重肌力受损，抵抗力下降，易继发感染。

2. 做好饮食指导应结合患者的饮食习惯、经济状况、消化能力和宗教习惯等，和患者、家属共同进行科学、合理、切实可行的食谱设计和安排。向患者说明饮食治疗的重要性，保证每日足够的热量、蛋白质，补充适宜的水分、纤维素；避免易引起便秘的食物，如油煎食物、干果、坚果等，避免食用汽水、啤酒、豆类、马铃薯和胡萝卜等易产气食品，防止便秘、腹胀影响呼吸。指导患者少食多餐，细嚼慢咽，以进食后不产生饱胀感为宜，循序渐进地养成良好的个人饮食习惯。

3. 增进食欲咳痰后及进餐前后漱口，保持口腔清洁；进餐前适当休息，减轻疲乏，避免不良刺激；提供舒适的进餐环境；采取煮、蒸、炖、烩等烹调方法，提供色、香、味、形俱全的饮食；餐后避免平卧，有利于消化吸收。

4. 缓解患者焦虑

（1）增强患者信心帮助患者了解、适应医院生活和环境特点，了解目前的病情、程度及与疾病相关的知识，如症状、诱因、治疗和护理方法等。与患者共同制定和实施康复计划，使患者通过消除诱因、定期呼吸肌功能锻炼、合理用药等，减轻症状，增强患者战胜疾病的信心。

（2）缓解焦虑减轻焦虑的方法，如放慢思维、控制呼吸、眺望远处、外出散步，或听轻音乐、做游戏、放松训练、按摩、做手工活，或培养1～2种爱好，如养花种草、下棋、打牌等娱乐活动，以分散注意力，减少孤独感。帮助患者认识焦虑的危害性，学习解决问题的方法，逐渐提高自我护理的能力。

（3）家庭支持指导患者家属了解康复治疗（生活方式、营养支持、戒烟、体育锻炼、长期氧疗、呼吸锻炼等）的重要性，给予患者心理、经济支持。

第三节　肺源性心脏病患者护理

【概　述】

慢性肺源性心脏病（chronic pulmonary heart disease，简称肺心病）是由肺组织、肺动脉血管或胸廓慢性病变引起的肺组织结构和功能异常，肺血管阻力增加，肺动脉压力增高所致右心扩张、肥大，或伴有右心衰竭的心脏病。肺源性心脏病简称肺心病，是我国中老年人的常见病、多发病。农村患病率高于城市，随年龄增加而增高，吸烟者比不吸烟者高。冬春季节、气候骤变是肺心病急性发作的重要因素。

【临床表现】

病程缓慢，临床上除原有肺、胸疾病的症状和体征外，可逐渐出现肺、心功能衰竭及其他脏器的功能损害表现。可分为代偿期和失代偿期。

（一）肺、心功能代偿期（包括缓解期）　以慢阻肺为主要表现。慢性咳嗽、咳痰、气促，反复发作，活动后加重。逐渐出现心悸、胸闷、乏力、畏食、呼吸困难和劳动耐力下降。体检有明显肺气肿体征，可闻及干、湿啰音；心浊音界因肺气肿而不易叩出；肺动脉瓣区第二心音亢进，提示有肺动脉高压；三尖瓣区闻及收缩期杂音和剑突下心脏搏动，提示右心室肥大。部分患者因肺气肿引起胸膜腔内压升高，腔静脉回流受阻而出现颈静脉充盈。肝上、下界可因膈下降而明显下移，应与右心衰竭肝淤血相鉴别。下肢可有轻微浮肿，下午明显，次晨消失。常有营养不良的表现。

（二）肺、心功能失代偿期（包括急性加重期）　以呼吸衰竭为主要表现，或伴心力衰竭。

1．呼吸衰竭常见诱因为急性呼吸道感染。

2．心力衰竭主要为右心衰竭，如心悸、气急、腹胀、食欲下降，发绀、颈静脉怒张、肝大和压痛、肝颈静脉反流征阳性、下肢浮肿等。

【护理措施】

（一）改善气体交换参见本书第二节阻塞性肺气肿患者的护理措施中“改善气体交换”相关内容。

（二）保持呼吸道通畅指导患者和家属了解疾病发生、发展过程及防治原发病的重要性。指导痰多黏稠、咳痰困难的患者多饮水，遵医嘱每天用生理盐水、硫酸庆大霉素、糜蛋白酶等药物雾化吸入，指导患者采取有效咳嗽方式，护理人员或家属协助患者翻身、胸部叩击和体位引流，以利于分泌物的排出。

（三）适当活动与锻炼、增强体质

1．环境和休息保持环境安静、空气新鲜，维持适当的室温和湿度。心肺功能失代偿期，患者应绝对卧床休息。限制探视，减少不良环境刺激，保证充足的睡眠和休息，有利于心肺功能的恢复。采取舒适体位，如半卧位或坐位等，减少机体耗氧量，有利于减轻呼吸困难和心脏负担。

2．体育锻炼向患者说明活动的重要性，以量力而行、循序渐进为原则：

（1）协助长期卧床、重危患者定时改变体位、拍背，鼓励患者进行有效咳嗽，保持呼吸道通畅，减轻症状。

（2）指导较重患者在床上进行缓慢的肌肉松弛活动，如单侧上肢（轮流交替）前伸，握拳，使上肢肌肉保持紧张5s后，松弛平放床上；单侧下肢（轮流交替）抬离床面，肌肉保持紧张5秒后，平放床上等。

（3）鼓励患者进行呼吸肌功能锻炼，通过腹式呼吸、缩唇呼气等，加强胸、膈呼吸肌肌力和耐力，提高活动耐力。

（四）合理膳食

1．皮肤护理右心衰竭患者常出现体循环淤血，评估和观察有无颈静脉怒张、肝大和下肢、骶尾部浮肿，以及下垂部位有无浮肿，有无并发压疮。因肺心病患者常有营养不良，若长期卧床，容易形成压疮。指导患者衣服宜宽松柔软，有条件可用气垫床，抬高下肢，定时变换体位，在受压部位垫气圈或海绵垫。

2．营养疗法限制钠盐摄入，每天给予热量至少12．54kJ／kg，其中蛋白质为1．0～

1．5g/(kg·d)，因碳水化合物可增加 CO_2 生成量，增加呼吸负担，故碳水化合物一般≤60%。应给予高纤维素、易消化清淡饮食，防止便秘、腹胀而加重呼吸困难。避免含糖高的饮食，以免引起痰液黏稠。少食多餐，减少用餐时的疲劳，进食前后漱口，保持口腔清洁，促进食欲。必要时静脉补充维生素、脂肪乳剂、复方氨基酸、新鲜血或清蛋白等。

3．用药护理观察药物的疗效和副作用：

（1）重症患者避免使用镇静药、麻醉药、催眠药，以免抑制呼吸功能和咳嗽反射。

（2）利尿剂有减少血容量、减轻右心负荷、消除浮肿的作用，应防止低钾、低氯性碱中毒而加重缺氧，避免过度脱水引起血液浓缩、痰液黏稠而致排痰不畅等副作用；尽可能白天使用利尿剂，避免夜间因排尿频繁而影响睡眠。

（3）患者因慢性缺氧和感染对洋地黄类药物耐受性很低，治疗效果差，易发生心律失常，应注意观察；缺氧和感染可使心率增快，故不宜以心率作为衡量洋地黄类药物的应用和疗效评价指标；用洋地黄类药前，遵医嘱注意纠正缺氧和低钾血症，以免引起药物毒性反应；监测水、电解质和酸碱平衡情况。

（4）应用血管扩张剂时，注意观察心率增快、血氧分压降低、二氧化碳分压升高等副作用。

（5）使用广谱抗菌药物时，注意观察可能继发的真菌感染。

（6）根据病情，严密控制输液量和输液速度，准确记录24h出入量。

（五）做好心理护理

1．心理护理由于反复发作、多次住院，常给患者造成很大的精神压力和经济负担，护士要进行适当引导和安慰。帮助患者了解充分的休息有助于心肺功能的恢复：协助患者了解疾病过程，适应医院环境和生活方式，减轻心理焦虑和压力。和患者共同制订康复计划，在活动和呼吸肌锻炼中，给予鼓励和赞扬，使患者认识到自己有所进步，增强患者战胜疾病的信心。

2．改善睡眠

（1）保持安静、舒适的环境，避免强烈光线刺激和噪声。

（2）睡前不要运动，保持全身肌肉放松，进行缓慢深呼吸，或温水洗脚、温水浴或背部按摩等方法，有助于睡眠。

（3）限制夜间的液体摄入量，睡前排尿，以免夜间起床解尿。

（4）限制午后饮用含咖啡饮料，避免饮酒。生活要有规律，注意适当的娱乐和活动，尽可能调整白天睡眠时间和次数。

（5）必要时遵医嘱使用药物，以助休息。

（六）其他

1．去除病因和诱因鼓励患者戒烟，介绍戒烟成功的个案，指导戒烟方法。避免吸入尘埃、刺激性气体，避免进入空气污染、有传染源的公共场所及接触上呼吸道感染者。注意保暖，避免进出温差大的地方。

2．避免或减少急性发作预防感冒，可用核酸酪素注射液、疫苗预防。保持呼吸道通畅，坚持家庭氧疗。定期随访，合理使用治疗药物。如出现轻微的呼吸道感染症状，应及时就诊。指导患者及家属观察并发症。

3．增加抵抗力适当休息，保证足够的热量、营养、维生素和水分，保持口腔清洁。进行体育、呼吸锻炼，如腹式呼吸、缩唇呼气等，改善呼吸功能，提高机体免疫功能，延缓病情的发展。

【潜在并发症与护理】

（一）肺性脑病是本病的潜在并发症。

（二）护理

1．病情观察肺心病急性发作时，观察呼吸困难、发绀、心悸、胸闷或下肢水肿，定期监测和记录患者的体温、脉搏、呼吸、血压、尿量。如缺氧和 CO2 潴留急骤变化，可引起失眠、精神错乱、狂躁或表情淡漠、神志恍惚、嗜睡、昏迷等肺性脑病的表现应及时报告医生并协助抢救。

2．休息和安全保护　患者绝对卧床休息，呼吸困难者取半卧位。对有肺性脑病先兆症状者，予床挡或约束肢体，加以安全保护。必要时专人护理。

3. 科学用氧一般持续低流量、低浓度给氧，氧流量 1～2L / min，浓度在 25%～29%。防止高浓度吸氧抑制呼吸，加重肺性脑病。

4. 用药护理遵医嘱应用呼吸兴奋剂，观察药物疗效。注意保持气道通畅，如发现药物过量引起心悸、呕吐、震颤，甚至惊厥，应立即通知医生予对症治疗。

第四节　支气管哮喘患者护理

【概　述】

支气管哮喘（bronchial asthma，简称哮喘），是一种由嗜酸性粒细胞、肥大细胞和 T 淋巴细胞等多种炎症细胞参与的气道慢性炎症。慢性炎症引起易感者对各种激发因子具有气道高反应性，并导致不同程度的广泛可逆性气道阻塞症状。临床主要表现为反复发作性的喘息、呼气性呼吸困难、胸闷或咳嗽等，常于夜间和（或）清晨发作或加重，部分患者可自行缓解或经治疗后缓解。哮喘是全球最常见的慢性病之一，全球约有 1．6 亿患者。各地患病率为 1%～13%，我国患病率为 1%～4%，我国五大城市的调查资料显示，13～14 岁学生的发病率为 3%～5%。儿童发病率高于成年人，城市高于农村，发达国家高于发展中国家。

【临床表现】

（一）症状发作性喘息或伴有哮鸣音的呼气性呼吸困难，或发作性胸闷、咳嗽，严重时出现端坐呼吸，干咳或咳大量白色泡沫痰，可出现发绀等。如为咳嗽变异性哮喘，可仅表现为咳嗽；运动性哮喘可表现为在运动时出现胸闷和呼吸困难。哮喘症状常因吸入花粉、有机尘埃、冷空气，或上呼吸道感染，运动，药物等诱发，可在数分钟内发作，经数小时或数天，用支气管舒张药物或自行缓解。部分患者可在夜间或凌晨发作。

（二）体征胸部呈过度充气状态，有广泛的哮鸣音，呼气音延长，辅助呼吸肌和胸锁乳突肌收缩加强。严重哮喘发作可出现心率增快、奇脉、胸腹反常运动、发绀、意识障碍等。

（三）分期根据临床表现，哮喘可分为急性发作期和缓解期。缓解期是指经治疗或未经治疗，症状、体征消失，肺功能恢复到急性发作前水平，并维持 4 周以上。哮喘急性发作是指气促、咳嗽、胸闷等症状突然发生，常伴呼吸困难，以呼气流量降低为特征，多为接触变应原等刺激或治疗不当所致。可在数小时或数天内病情加重，偶见于数分钟内出现生命危险，对病情应做及时、正确评估，给予有效的抢救措施。

（四）并发症发作时可出现自发性气胸、纵隔气肿和肺不张等并发症。长期反复发作和感染可并发慢支、肺气肿、支气管扩张、肺纤维化、间质性肺炎和肺源性心脏病。

【护理措施】

（一）避免诱发因素有明确过敏原者，应尽快脱离变应原。提供安静、舒适、冷暖适宜的环境。保持室内空气流通，经常开门窗通风、整理床铺时避免尘埃飞扬。戒烟，防止情绪激动。根据病情提供舒适体位，如为端坐呼吸者提供床旁桌以作支撑，减少体力消耗。

（二）饮食护理提供清淡、易消化、足够热量的饮食，避免进食硬、冷、油煎食物，不宜食用鱼、虾、蟹、蛋类、牛奶等易过敏食物。注意补充水分。

（三）病情观察

1．观察患者神志、面色、出汗、发绀、呼吸困难程度等，监测呼吸音、哮鸣音变化，了解病情和治疗效果。加强对急性发作患者的监护，尤其是夜间和凌晨易发作，及时发现危重症状或并发症。

2．观察患者咳嗽、咳痰、痰液黏稠度和量。痰液黏稠者可定时雾化吸入生理盐水，加入硫酸庆大霉素、糜蛋白酶、β_2受体激动剂、糖皮质激素等药物，密切观察药物疗效和副作用。指导患者进行有效咳嗽，协助翻身、拍背或体位引流，有利于分泌物的排出。无效者可用负压吸引器吸痰。

3．哮喘急性发作时，患者呼吸增快、出汗，常伴脱水，痰液黏稠，形成痰栓阻塞小支气管，加重呼吸困难。应鼓励患者每天饮水2500～3000ml，以补充丢失的水分，稀释痰液，防止便秘，改善呼吸功能。重症者应予静脉补液，注意补液速度，并纠正水、电解质、酸碱失衡。

（四）用药护理观察药物疗效和副作用。

1．β_2-受体激动剂

（1）指导患者按需用药，不宜长期规律使用，因长期应用可引起β2受体功能下降和气道反应性增高，出现耐受性。

（2）指导患者正确使用雾化吸入器，以保证有效地吸入药物。

（3）沙丁胺醇静注时应注意滴速（2～4μg/min），并注意观察心悸、骨骼肌震颤等副作用。

2．茶碱类静脉注射浓度不宜过高，速度不宜过快，注射时间应在10min以上，以防中毒症状发生。慎用于妊娠、发热、小儿或老年，心、肝、肾功能障碍或甲状腺功能亢进者。与西咪替丁、大环内酯类、喹诺酮类药物等合用时可影响茶碱代谢而排泄减慢，应减少用量。观察用药后疗效和副作用，如恶心、呕吐等胃肠道症状，心动过速、心律失常、血压下降等心血管症状，偶有兴奋呼吸中枢作用，甚至引起抽搐直至死亡。用药中最好监测氨茶碱血浓度，安全浓度为6～15μg/ml。

3．糖皮质激素要注意观察药物作用和预防副作用：

（1）部分患者吸入后可出现声音嘶哑、口咽部念珠菌感染或呼吸道不适；指导患者喷药后用清水充分漱口，使口咽部无药物残留，以减轻局部反应和胃肠吸收。

（2）如长期吸入剂量>1mg/d可引起骨质疏松等全身副作用，应注意观察；指导患者宜联合使用小剂量糖皮质激素和长效β2受体激动剂，以减少吸入糖皮质激素的副作用。

（3）全身用药应注意肥胖、糖尿病、高血压、骨质疏松、消化性溃疡等副作用；宜在饭后服用，以减少对消化道的刺激。

（4）气雾吸入糖皮质激素可减少其口服量。当用吸入剂替代口服剂时，开始时应在口服剂量的基础上加用吸入剂，在2周内逐步减少口服量。嘱患者勿自行减量或停药。

4．色苷酸钠吸入后在体内无积蓄作用，一般在4周内见效，如8周无效者应弃用。少数患者吸入后可出现咽喉不适、胸部紧迫感、偶见皮疹，甚至诱发哮喘。必要时可同时吸入β2-受体激动剂，防止支气管哮喘的发生。

5．其他抗胆碱药吸入时，少数患者可有口苦或口干感。酮替芬有镇静、头晕、口干、嗜睡等副作用，持续服药数天可自行减轻，慎用于高空作业人员、驾驶员、操纵精密仪器者。白三烯调节剂的主要副作用是较轻微的胃肠道症状，少数有皮疹、血管性水肿、转氨酶增高，停药后可恢复。在发作或缓解期禁用 B 一肾上腺素受体阻滞剂（普萘洛尔等），以免引起支气管平滑肌收缩而诱发或加重哮喘。

（五）吸氧遵医嘱给予鼻导管或面罩吸氧，改善呼吸功能。严重发作、经一般药物治疗无效时，应做好低潮气量辅助通气或压力支持通气等机械通气准备工作。如有气胸、纵隔气肿等严重并发症时，在切开引流气体后仍可采用机械通气。

（六）教会患者正确使用雾化吸入器

1. 医护人员示教，介绍装置的结构，每次使用前应摇匀药液，深呼气至不能再呼（残气位）时，张开口腔，将定量雾化吸入器喷嘴放于口中，闭口以包住咬口，经口缓慢吸气（0. 5L / s），在吸气开始时以手指揿压喷药，至吸气末（肺总量位）屏气 5～10 秒，使较小的雾粒沉降在气道远端（肺内），然后缓慢呼气，休息 3min 后可再使用一次。

2. 患者反复练习，医护人员评估患者使用情况，指出不足之处和改正方法，直到患者正确掌握。

3. 指导患者雾化吸入药物后漱口，减少口咽部雾滴的刺激。

4. 患者学会清洗、保存和更换吸入器等常规方法。

（七）心理护理急性发作时患者常出现紧张、烦躁不安、焦虑、恐惧等心理反应，可加重或诱发呼吸困难，医护人员应向患者解释避免不良情绪的重要性，陪伴患者身边，通过语言和非语言沟通，安慰患者，使患者避免紧张，保持情绪稳定。

第五节　支气管扩张患者护理

【概　述】

支气管扩张（bronchieCTasis）是支气管慢性异常扩张所致的疾病。由于支气管及其周围的组织慢性炎症以及支气管阻塞，导致支气管组织结构较严重的病理性破坏而引起的支气管管腔的扩张和变形。临床特点为长期咳嗽、咳大量脓痰和 / 或者反复咯血。起病多见于儿童和青年人。

【临床表现】

（一）症状病程较长，多于青年、幼年期发病。常在童年有麻疹、百日咳或支气管肺炎病史，迁延不愈，以后伴有反复发作的下呼吸道感染。临床典型症状为慢性咳嗽伴大量脓痰和反复咯血。其表现轻重与支气管病变及感染程度有关。慢性咳嗽和咳脓痰，痰量与体位改变有关，晨起或夜间卧床转动体位时咳嗽、咳痰量增加。感染急性发作时，黄绿色脓痰明显增多，可达数百毫升。如有厌氧菌感染，痰与呼吸有臭味。感染时痰液静置于玻璃瓶内有分层特征：上层为泡沫，泡沫下为脓性成分，中层为黏液，底层为坏死组织沉淀物。半数以上患者有程度不等的反复咯血，从血痰到大量咯血，咯血量与病情严重程度、病变范围可不一致。部分患者仅有反复咯血，临床称之为“干性支气管扩张”，常见于结核性支气管扩张，病变多在引流良好的上叶支气管。反复肺部感染时，可出现间歇发热或高热、食欲下降、乏力、消瘦、贫血等全身症状，严重时伴气促、发绀。

（二）体征轻症或干性支气管扩张体征可不明显。病变典型者可于下胸部、背部的病变部位闻及固定、持久的粗湿啰音，呼吸音减低，严重者可伴哮鸣音，部分慢性患者伴有杵状指（趾）。

【辅助检查】

（一）胸部 X 线检查可见一侧或双侧下肺纹理增多或增粗，典型者可见多个不规则的蜂窝状透亮阴影或沿支气管的卷发状阴影，感染时阴影内可有液平面。体层摄片还可见不张肺内支气管扩张和变形的支气管充气征。CT 检查显示管壁增厚的柱状扩张或成串成簇的囊性改变。近年来高分辨率 CT 的临床应用，可显示次级肺小叶为基本单位的肺内细微结构，因此，能显示常规 CT 难以发现的支气管扩张病变影像，有逐渐取代支气管造影的趋势。

（二）纤维支气管镜检查有助于鉴别管腔内异物、肿瘤或其他阻塞性因素引起的支气管扩张，还可进行活检、局部灌洗等检查。支气管造影是诊断支气管扩张的主要依据，可明确扩张的部位、形态、范围和病变严重程度，也为考虑外科手术治疗提供重要依据。血清免疫球蛋白和大体检查有助于发现免疫缺陷病引起呼吸道反复感染所致的支气管扩张。

【护理措施】

（一）注意休息合理饮食

1．急性感染或病情严重者应卧床休息。保持室内空气流通，维持适宜的温、湿度，注意保暖。使用防臭、除臭剂，消除室内异味。

2．提供高热量、高蛋白质、富含维生素饮食，避免冰冷食物诱发咳嗽，少食多餐。因咳大量脓痰，指导患者在咳痰后及进食前用清水或漱口剂漱口，保持口腔清洁，增加食欲。鼓励患者多饮水，每天 1．500ml 以上，充足的水分可稀释痰液，有利于排痰。

（二）密切观察病情

1．病情观察咳嗽、痰液的量、颜色和黏稠度，与体位的关系，痰液是否有臭味。观察咯血程度，及发热、消瘦、贫血等全身症状，出现气促、发绀常表示病情严重。

2．避免诱发因素如戒烟，避免到空气污染的公共场所和有烟雾的场所，避免接触呼吸道感染患者等。

（三）做好体位引流方法：

1．引流前准备向患者解释体位引流的目的、过程和注意事项，监测生命体征和肺部听诊，明确病变部位。

2．引流体位根据病变部位、患者经验（自觉有利于咳痰的体位），采取适当体位。原则上抬高患肺位置，引流支气管开口向下，有利于潴留的分泌物随重力作用流入大支气管和气管排出。病变位于上叶者，取坐位或健侧卧位。病变位于中叶者，取仰卧位稍向左侧。病变位于舌叶者，取仰卧位稍向右侧。病变位于下叶尖段者，取俯卧位。三种体位床脚均抬高 30～50cm。病变位于下叶各底段者，床脚抬高 30～50cm，如为前底段取仰卧位，外底段取侧卧位（患侧在上），后底段取俯卧位。

3．引流时间和观察根据病变部位、病情和患者体力，每天 1～3 次，每次 15～20min。一般在餐前引流。引流时应有护士或家人协助，观察患者反应，如有脸色苍白、发绀、心悸、呼吸困难等异常，应立即停止。

4．促进痰液引流措施对痰液黏稠者，引流前 15min 先遵医嘱给予雾化吸入生理盐水，可加入硫酸庆大霉素、α-糜蛋白酶、β2受体激动剂等药物，以降低痰液黏稠度，避免支气管痉挛。引流时辅以胸部叩击等措施，指导患者进行有效咳嗽，以提高引流效果。

5．引流后护理患者休息，给予清水或漱口剂漱口，去除痰液气味，保持口腔清洁，减少呼吸道感染机会。观察痰液情况，复查生命体征和肺部呼吸音及啰音变化，观察治疗效果。

（四）用药护理按医嘱用抗生素、祛痰剂、支气管舒张药物，指导患者掌握药物的疗效、剂量、用法和副作用。

（五）确保呼吸道通畅严防窒息发生

1．病情观察密切观察患者有无胸闷、烦躁不安、气急、面色苍白、口唇发绀、大汗淋漓等窒息前症状，．定期监测体温、心率、呼吸、血压，记录咯血量、痰量及其性质。

2．保持呼吸道通畅痰液黏稠无力咳出者，可经鼻腔吸痰。重症患者在吸痰前后应适当提高吸氧浓度，以防吸痰引起低氧血症。

3．大咯血窒息的抢救出现窒息征象时，应立即取头低脚高俯卧位，脸侧向一边，避免血液吸入引起窒息。轻拍背部有利于血块排出，并迅速挖出或吸出口、咽、喉、鼻部血块。无效时行气管插管或气管切开，解除呼吸道阻塞。

4．心理支持　医护人员陪伴床边，安慰患者，防止患者屏气或声门痉挛，鼓励患者轻轻咳出积在气管内的痰液或血液，及时帮助患者去除污物。必要时遵医嘱给予镇静剂，解除紧张情绪。

5．抢救准备准备好吸引器、氧气、鼻导管、气管切开包、止血药、呼吸兴奋剂、升压药等抢救设备和药品。

第六节 肺炎患者护理

【概　述】

肺炎（pneumonia）是指肺实质（包括终末气道、肺泡腔和肺间质）等的炎症。是呼吸系统常见病，在我国发病率高，目前在各种死因中占第5位。

发病率和病死率高与下列因素有关：病原体变迁、病原学诊断困难、易感人群结构改变医院获得性肺炎发病率增高、不合理应用抗生素引起细菌耐药性增高、部分人群贫困化加剧等。老年人或免疫功能低下者（用免疫抑制剂、久病体衰、糖尿病、尿毒症等）并发肺炎时病死率高。

【护理措施】

（一）一般护理措施

1．注意休息、环境适宜患者卧床休息以减少氧耗量、缓解头痛、肌肉酸痛等症状。环境应保持安静、阳光充足、空气清新，室温为18～20℃、湿度保持在55%～60%。注意保暖，避免受凉。

2．合理膳食提供足够热量、蛋白质和维生素的流质或半流质，以补充高热引起的营养物质消耗。鼓励患者足量饮水（2～3L/d），轻症者无需静脉补液。失水者可遵医嘱补液，保持血钠<145mmol／L，尿比重<1．020，补充因发热而丢失的水和盐，加快毒素排泄和热量散发，尤其是食欲差或不能进食者。心脏病或老年人应注意补液速度，过快易导致急性肺水肿。有明显麻痹性肠梗阻或胃扩张时，应暂时禁食、禁水，给予胃肠减压，直至肠蠕动恢复。

3．口腔护理做好口腔护理，鼓励患者经常漱口，增加食欲；口唇疱疹者局部涂液体石蜡或抗病毒软膏，防止继发感染。

4．病情观察监测患者神志、体温、呼吸、脉搏、血压和尿量，做好记录，便于观察热型，有助于明确诊断。重症肺炎不一定有高热，应重点观察儿童、老年人、久病体弱者的病情变化。

5．高热护理寒战时注意保暖，及时添加被褥，给予热水袋时防止烫伤。高热时采用酒精擦浴、冰袋、冰帽进行物理降温，预防惊厥。以逐渐降温为宜，防止虚脱，不宜用阿司匹林或其他解热药，以免大汗、脱水和干扰热象观察。患者出汗时，及时协助擦汗、换衣，避免受凉。

6．用药护理遵医嘱及时使用抗生素，观察疗效和副作用。如头孢唑啉钠（先锋V）

可有发热、皮疹、胃肠道不适，偶见白细胞减少和丙氨酸氨基转移酶增高。喹诺酮类药（氧氟沙星、环丙沙星）偶见皮疹、恶心等，不宜用于儿童。注意氨基糖苷类抗生素有肾、耳毒性的副作用，老年人或肾功能减退者应慎用或适当减量。

（二）鼓励并协助患者排痰

1．痰液观察痰液颜色、性质、气味和量，如肺炎球菌肺炎呈铁锈色痰，克雷白杆菌肺炎典型痰液为砖红色胶冻状，厌氧菌感染者痰液多有恶臭味等。最好在用抗生素前留取痰标本，痰液采集后应在10min内接种培养。

2．排痰措施鼓励患者有效咳嗽，清除呼吸道分泌物。痰液黏稠不易咳出、年老体弱者，可给予翻身、拍背、雾化吸入、祛痰剂等协助排痰。

3．对症护理患者胸痛时，常随呼吸、咳嗽而加重，可采取侧卧位，或用宽胶布固定胸廓，减轻疼痛；必要时可用少量可待因。有低氧血症（$PaO_2<60mmHg$）或发绀者给予氧气吸入。

（三）密切观察病情积极防治感染性休克

1．密切观察病情发现患者神志模糊、烦躁、发绀、四肢厥冷、心动过速、尿量减少、血压降低等休克征象，应及时通知医师，准备药品，配合抢救。

2．感染性休克抢救配合

（1）体位和吸氧取仰卧中凹位，抬高头胸部20°、抬高下肢约30°，有利于呼吸和静脉血回流。高流量吸氧，维持动脉血氧分压在60mmHg以上，改善缺氧状况。按重症监护，注意保暖和安全。

（2）补充血容量尽快建立两条静脉通道，遵医嘱给予低分子葡萄糖酐或平衡盐液，以维持有效血容量，降低血液黏滞度，防止DIC发生；应用5%碳酸氢钠静滴时，因其配伍禁忌较多，宜单独输入。应随时观察患者全身情况、血压、尿量、尿比重、血细胞比容等，监测中心静脉压，作为调整补液速度的指标，以中心静脉压不超过$10cmH_2O$，尿量在30ml／h以上为宜。

（3）血管活性药物在静脉输入多巴胺、间羟胺（阿拉明）等血管活性药物时，应根据血压随时调整滴速，维持收缩压在90～100mmHg，保证重要器官的血液供应，改善微循环。注意防止液体溢出血管外，以免引起局部组织坏死。

（4）控制感染联合广谱抗生素使用时，注意观察药物疗效和副作用。

（5）纠正水、电解质和酸碱失衡监测和纠正钾、钠、氯和酸碱失衡。输液不宜过多过快，以免引起心力衰竭和肺水肿。如血容量已补足，尿量仍<400ml／d、比重<1.018，注意有无急性肾衰竭同时报告医生。

第七节 肺脓肿患者护理

【概 述】

肺脓肿（lung abSCeSS）是由多种病原菌引起的肺部化脓性感染。早期为非组织的化脓性炎症，继而坏死、液化，有肉芽组织包绕形成脓肿。其临床特点为高热、咳嗽、咳大量脓臭痰。多发生于壮年男性及年老体弱且有基础疾病者。

【临床表现】

有70%～90%的急性肺脓肿患者，发病急骤，畏寒、高热，体温达39～40℃，伴有咳嗽、咳少量黏液痰或黏液脓性痰。炎症累及胸膜，可出现患侧胸痛，且与呼吸有关。病变范围大时，可有气急。常伴有精神不振、全身乏力和食欲减退。如感染不能及时控制，于发病的10～14天，突然咳出大量脓臭痰及坏死组织，每日量可达300—500ml。咳出大量脓痰后，体温开始下降，全身症状随之好转。典型患者的痰液呈黄绿色、脓性，有时带血，留置分层。厌氧菌感染时痰带腥臭味。约1／3患者有不同程度的咯血，偶有中、大量咯血而突然窒息死亡者。一般情况下，数周内逐渐恢复正常。

若肺脓肿破溃到胸膜腔，则有突发性胸痛、气急，出现脓气胸。血源性肺脓肿多先有原发病灶引起的畏寒、高热等全身脓毒血症的表现，经数日或数周后才出现咳嗽、咳痰，痰量不多，极少咯血。

体征与肺脓肿的大小、部位有关。病变大而浅表者，可有实变体征，可闻及支气管呼吸音；病变累及胸膜，有胸膜摩擦音或胸腔积液体征。慢性肺脓肿常有杵状指（趾）、贫血和消瘦。血源性肺脓肿体征多为阴性。

【辅助检查】

（一）实验室检查急性肺脓肿患者血白细胞总数可达（20～30）$\times 10^9$/L，中性粒细胞在90%以上，核明显左移，常有中毒颗粒。慢性肺脓肿患者血白细胞可稍高或正常，红细胞和血红蛋白减少。血源性肺脓肿患者的血培养可发现致病菌。并发脓胸时，可做胸腔脓液培养及药物敏感试验。

（二）痰细菌学检查气道深部痰标本细菌培养，可有厌氧菌和（或）需氧菌存在。

（三）X线检查吸入性肺脓肿早期可见大片浓密模糊浸润阴影，边缘不清或团片状浓密阴影。脓肿形成，脓液排出后，可见圆形透亮区及液平面。经脓液引流和抗生素治疗后，最后可仅残留纤维条索状阴影；如脓肿转为慢性，空洞壁变厚，周围纤维组织增生，邻近胸膜肥厚，纵隔可向患侧移位。血源性肺脓肿典型表现为两肺外侧有多发球形致密阴影，大小不一，中央有小脓腔和液平。CT能更准确定位及发现体积较小的脓肿。

（四）纤维支气管镜检查有助于明确病因、病原学诊断及治疗。通过活检、血检及细菌学、细胞学检查获取病因诊断证据，还可进行脓液吸引和病变部位注入抗生素，以提高疗效与缩短病程。

【护理措施】

（一）高热护理寒战时注意保暖，及时添加被褥，给予热水袋时防止烫伤。高热时采用酒精擦浴、冰袋、冰帽进行物理降温，预防惊厥。以逐渐降温为宜，防止虚脱，不宜用阿司匹林或其他解热药，以免大汗、脱水和干扰热象观察。患者出汗时，及时协助擦汗、换衣，避免受凉。

（二）清理呼吸道及时有效

1．环境肺脓肿患者咳痰量大，常有厌氧菌感染，痰有臭味，要注意保持室内空气新鲜、同时注意保暖，如有条件最好住单个房间。

2．咳嗽、咳痰的护理肺脓肿患者通过咳嗽排除大量脓痰。应鼓励患者进行有效的咳嗽。经常活动和变换体位，以利痰液排出。鼓励患者增加液体摄入量，以促进体内的水化作用，使脓痰稀释而易于咳出。要注意观察痰的颜色、性质、气味和静置后是否分层。准确记录24h痰液排出量。当发现血痰时，应及时报告医生，若痰中血量较多，要严密观察病情变化，并准备好抢救药品和用品，嘱患者头偏向一侧，最好取患侧卧位，注意大咯血或窒息的突然发生。

3. 痰液引流的护理体位引流有利于大量脓痰排出体外，根据病变部位采用肺段、支气管引流的体位，使支气管内痰液借重力作用，经支气管、气管排出体外。应用通俗易懂的语言，向患者讲解排痰的意义，教授有效的排痰技巧及其注意事项。对脓痰甚多，且体质虚弱的患者应做监护，以免大量脓痰涌出但无力咳出而窒息。年老体弱或在高热、咯血期间不宜行体位引流。必要时，应用负压吸引器给予经口吸痰或支气管镜抽吸排痰。痰量不多，中毒症状严重，提示引流不畅，应积极进行体位引流。发绀、呼吸困难、胸痛明显者，应警惕脓气胸的发生。

4. 做好口腔护理肺脓肿患者高热时间较长，唾液分泌减少，口腔黏膜干燥；又因咳大量脓臭痰，利于细菌繁殖，易引起口腔炎及黏膜溃疡；大量抗生素的应用，易诱发真菌感染。因此要在晨起、饭后、体位引流后、临睡前协助患者漱口，做好口腔护理。

5. 用药护理遵医嘱给予抗生素、祛痰药、支气管扩张剂，或给予雾化吸入，以利痰液稀释、排出。

（三）合理膳食、确保营养

第八节　肺结核患者护理

【概　述】

肺结核（pulmonaly tuberculosis）是由结核分枝杆菌引起的肺部慢性传染性疾病。排菌肺结核患者为重要传染源。结核分枝杆菌可侵及全身多个脏器，但以肺部最为常见。其基本病理特征为渗出、干酪样坏死及其他增殖性组织反应，可伴空洞形成。临床上常有低热、盗汗、消瘦、乏力等全身症状及咳嗽、咯血等症状。

结核病是全球流行的传染性疾病之一。据WHO发表的公报，1997年全世界共查出新的结核病。700多万例，近300万人死于结核病。在全球所有传染性疾病中，结核病已成为成年人的首要死因。新中国成立以来，我国结核病总的疫情虽有明显下降，但流行形势仍十分严峻。结核病的防治至今仍然是一个严重的、需要高度重视的公共卫生问题。全国结核菌感染者近3．3亿，现有肺结核患者约600万人，占世界结核患者总数的1／4。每年因结核病死亡的人数高达25万，是全国十大死亡病因之一。

【临床表现】

（一）症状

1．全身症状表现为午后低热、乏力、食欲减退、消瘦、盗汗等全身毒性症状。若肺部病灶进展播散时，可有不规则高热、畏寒等，妇女有月经失调或闭经。

2．呼吸系统症状　咳嗽，多为干咳或有少量黏液痰，继发感染时，痰呈黏液脓性且量增多。约1／3患者有不同程度咯血，炎性病灶的毛细血管扩张可致痰中带血，或小量咯血一指24h咯血量在100ml以内；若小血管损伤或来自空洞的血管瘤破裂，可引起中等量以上的咯血一指24h咯血量为100～500ml；重者可大量咯血一指24h咯血量在500ml以上，或一次咯血量大于300ml，甚至发生失血性休克；大咯血时若血块阻塞大气道可引起窒息；病变累及壁层胸膜时有胸壁刺痛，并随呼吸和咳嗽而加重；有时硬结钙化的结核病灶可因机械性损伤血管，或合并支气管扩张而咯血。一般肺结核无呼吸困难，若有大量胸腔积液、自发气胸或慢性纤维空洞性肺结核及并发肺心病、呼衰、心衰者常有呼吸困难，甚至发生发绀。

（二）体征病灶小或位置深者，多无异常体征。病变范围较大者可见患侧呼吸运动减弱，语颤增强，叩诊呈浊音，听诊呼吸音减弱或有支气管肺泡呼吸音。锁骨上下，肩胛间区叩诊略浊，听诊有湿啰音往往有助于肺结核病的诊断。肺有广泛纤维化或胸膜粘连增厚者，对侧可有代偿性肺气肿体征。

（三）并发症有自发性气胸、脓气胸、支气管扩张、肺心病。结核菌随血行播散可并发淋巴结、脑膜、骨及泌尿生殖器官结核等。

【辅助检查】

（一）结核菌检查痰中找到结核菌是确诊肺结核的主要依据。常用涂片法，包括直接涂片、集菌检查和厚涂片法。涂片抗酸染色镜检快速简便，若抗酸杆菌阳性，肺结核诊断基本可成立。痰培养更为精确，不但能了解结核菌生长繁殖能力，还可作药物敏感试验与菌型鉴定。聚合酶链反应（PCR）技术快速、简便，少量结核菌即可有阳性结果，不足之处是可能出现假阳性或假阴性。痰菌阳性表明其病灶是开放性的，具有传染性。

（二）影像学检查胸部 X 线检查不但可以早期发现肺结核，而且可以判断病变的部位、范围、性质、有无空洞或空洞大小、洞壁厚薄等，判断病情发展及治疗效果。肺结核病灶通常在肺上部、单侧或双侧，存在时间较长。其常见 X 线表现如原发复合征呈哑铃状阴影；纤维钙化的硬结病灶，表现为密度较高、边缘清晰的斑点、条索或结节；干酪样病灶，表现为密度较高，浓淡不一，有环形边界的不规则透光区或空洞形成等。肺部 CT 检查可发现微小或隐蔽性病灶，了解病变范围，帮助鉴别肺病变。

（三）结核菌素（简称结素）试验　目前通用的结素有 2 类：一类是旧结核菌素（OT）。OT 是结核菌的代谢产物，由结核菌培养滤液制成，主要含结核蛋白。OT 抗原不纯可引起非特异反应。另一类是结核菌纯蛋白衍化物（PPD），系从旧结素滤液中提取结核蛋白精制而成，为纯结核，不产生非特异性反应。

值得注意的是：结核菌素试验阳性仅表示曾有结核菌感染，并不一定现在患病；若呈强阳性，常提示活动性结核病。结素试验对婴幼儿的诊断价值大于成人，因年龄越小，自然感染率越低。3 岁以下强阳性反应者，应视为有新近感染的活动性结核病，需进行治疗。如果 2 年内结核反应从＜10mm 增加至≥10mm、并增加 6 mm 以上时，可认为有新感染。结素试验阴性说明机体未感染结核菌，但还见于：

（1）结核感染后，4～8w 以内，处于变态反应前期。

（2）麻疹、百日咳等感染。

（3）严重营养不良。

（4）应用糖皮质激素或免疫抑制剂。

（5）淋巴细胞免疫系统缺陷。

(6) 严重结核病和危重患者。由于免疫力下降和变态反应暂时受抑制，结素试验可暂时呈阴性，病情好转时可转为阳性。

（四）其他急性活动性肺结核患者白细胞可在正常范围或轻度增高；急性粟粒性肺结核时白细胞总数减低或出现类白血病反应。血沉增快，严重病例常有继发性贫血。纤维支气管镜检查对本病诊断和鉴别诊断有重要价值，浅表淋巴结活检也对结核病鉴别诊断有帮助。

【护理措施】

（一）指导患者休息与活动

1．肺结核活动期、咯血、有高热等严重结核病毒性症状，或结核性胸膜炎伴大量胸腔积液者，应卧床休息。

2．恢复期可适当增加户外活动，如散步、打太极拳做保健操等，以加强体质锻炼，充分调动人体内在的自身康复能力，增进机体免疫功能，提高机体的抗病能力。

3．轻症患者在坚持化疗的同时，可进行正常工作，但应避免劳累和重体力劳动，保证充足的睡眠和休息，做到劳逸结合。

4．保持环境安静、整洁、舒适，使患者心境愉悦，以最佳的心理状态接受治疗。

（二）教会患者药物治疗知识加强对患者及家属的护理咨询，使之了解肺结核是一种慢性呼吸道传染病，只有坚持合理、全程化疗，才可完全康复。提供药物治疗知识的措施可包括：

1．有计划、有目的向患者及家属逐步介绍有关治疗的知识，如借助科普读物帮助患者加深理解和系统了解结核病防治措施。

2．在解释药物不良反应时，重视强调药物的治疗效果，让患者认识到发生不良反应的可能性较小，只要及时发现并处理，大部分不良反应可以完全消失，以激励患者坚持全程化疗，防止治疗失败而产生耐药结核菌，增加治疗的困难和经济负担。

3．督促患者按医嘱服药。鼓励患者建立按时服药的习惯，嘱患者一旦出现药物不良反应，如巩膜黄染、肝区疼痛、胃肠不适、眩晕、耳鸣等，应及时与医生沟通，不要自行停药，反复向患者强调坚持规则、合理化疗的重要性，使患者树立治愈疾病的信心，积极配合治疗。

（三）积极做好结核病传播与预防知识排菌患者可将结核病传染给密切接触者。控制传染源是预防传染的最主要措施。因此，应向患者和家属宣传结核病的传播途径及消毒、隔离的重要性，指导其采取积极的预防方法。

1．有条件者患者应单居一室，痰涂片阳性者需住院治疗，进行呼吸道隔离，室内保持良好通风，每日用紫外线消毒

2．注意个人卫生，严禁随地吐痰，不可面对他人打喷嚏或咳嗽，以防飞沫传染。在咳嗽或打喷嚏时，用双层纸巾遮住口鼻，然后将纸放入污物袋中焚烧处理。痰液须经灭菌处理再弃去。接触痰液后用流水清洗双手。

3．餐具煮沸消毒或用消毒液浸泡消毒，同桌共餐时使用公筷，以预防传染。被褥、书籍在烈日下暴晒6h以上。

4．患者外出时应戴口罩。密切接触者应去医院进行有关检查。

（四）饮食护理结核病是一种慢性消耗性疾病，由于体内分解代谢加速和抗结核药物的毒性反应，使胃肠功能障碍、食欲减退，导致营养代谢的失衡和机体抵抗力下降，促使疾病恶化。因此，需高度重视饮食营养的护理。

1．向患者及家属宣传饮食营养的重要性，使其了解在坚持药物治疗的同时，辅以营养支持的意义。

2．制定全面的饮食营养摄入计划。蛋白质能提供热量，增加机体的抗病能力及机体修复能力，患者饮食中应有鱼、肉、蛋、牛奶、豆制品等动、植物蛋白，成人每日蛋白质总量应为90～120g；食物中的维生素C有减轻血管渗透1生的作用，可以促进渗出病灶的吸收；维生素B对神经系统及胃肠神经有调节作用，应每天摄入一定量的新鲜蔬菜和水果，以补充维生素。

3．保持体内水、电解质平衡。由于机体代谢增加、盗汗，使体内水分的消耗量增加。患者如无心、肾功能障碍，应补充足够的水分。鼓励患者多饮水≥1．5～2L / d，保证机

体代谢的需要和体内毒素的排泄，必要时遵医嘱给予静脉补液。

4．体重的监测每周测体重 1 次并记录，判断患者营养状况是否改善。

（五）密切观察病情积极防治并发症

1．病情观察评估患者咯血的量、颜色、性质及出血的速度；评估血压呼吸、瞳孔、意识状态等方面的变化；严密观察患者有无烦躁不安等情况的发生。

2．休息与卧位小量咯血者应静卧休息，大量咯血者需绝对卧床休息，协助患者取平卧位，胸部放置冰袋，头偏向一侧，或取患侧卧位，以减少患侧活动度，防止病灶向健侧扩散，同时有利于健侧肺的通气功能。尽量避免搬动患者，以减少肺活动度。保持病室安静，避免不必要的交谈。

3．咯血的护理

（1）守护并安慰患者，消除精神紧张，使之有安全感。

（2）告诉患者咯血时不能屏气，以免诱发喉头痉挛，血液引流不畅形成血块，导致窒息。

（3）保持呼吸道通畅，嘱患者轻轻将气管内存留的积血咯出。密切观察有无窒息的发生，窒息前患者常有胸闷、气憋、唇甲发绀、面色苍白、冷汗淋漓、烦躁不安。如有窒息征象，应立即取头低脚高体位，轻拍背部，迅速排出在气道和口咽部的血块，必要时用吸痰管进行机械吸引，并做好气管插管或气管切开的准备与配合工作，以解除呼吸道阻塞。

（4）高浓度吸氧。

（5）大量咯血不止者，可经纤维支气管镜局部注射凝血酶或行气囊压迫止血等止血措施。护士应做好准备与相应的配合，及时为患者漱口，擦净血迹，保持口腔清洁、舒适，防止口腔异味刺激而引起再度咯血。

（6）对极度紧张、咳嗽剧烈者，必要时遵医嘱给予小剂量镇静剂、止咳剂。但对年老体弱、肺功能不全者要慎用强镇咳药，以免抑制咳嗽反射和呼吸中枢，使血块不能咯出而发生窒息。

（7）若咯血量过多，应配血备用，酌情适量输血。咯血时要注意防治阻塞性肺不张、肺部感染及休克等并发症。

（8）应用垂体后叶素的护理垂体后叶素可收缩小动脉，减少肺血流量，从而减轻咯血。但也能引起子宫、肠管平滑肌收缩和冠状动脉收缩，故冠心病、高血压患者及孕妇忌用。静脉滴注时速度勿过快，以免引起恶心、便意、心悸、面色苍白等不良反应。

4．饮食与排便的护理大量咯血者暂禁食，小量咯血者宜进少量凉或温的流质食，多饮水，多食含纤维素食物，以保持大便通畅，避免排便时腹压增加而引起再咯血发生。

第九节　原发性支气管肺癌患者护理

【概　述】

原发性支气管肺癌（pmary bronchogenic carcinoma），简称肺癌（lung cancer）。起源于支气管黏膜或腺体，是目前为止世界各地最常见的肺部原发性恶性肿瘤。常有区域性淋巴结转移和血行播散。该病早期以刺激性咳嗽、痰中带血等呼吸道症状多见，病情进展速度与细胞的生物学特性有关。发病年龄在 50 岁后迅速上升、70 岁达高峰、70 岁以后略有下降。据 wH01999 年报告：肺癌是癌症患者第一位死亡原因。发病率在多数国家都有明显增高趋势，在芬兰、英国、美国等吸烟率降低的国家，发病率趋于下降。近 20 年来，我国的肺癌发病率以每年 11%的速度递增、死亡率增幅 111．85%。在癌症死亡病因中占第 3 位。尽管目前肺癌的早期诊断和综合治疗有了较大进展，但其 5 年生存率仍低于 15%。

【临床表现】

临床表现与肿瘤发生部位、大小、类型、发展的阶段、有无并发症或转移有密切关系。有 5%～15%的患者在发现肺癌时无症状。主要症状包括以下几方面。

（一）由原发肿瘤引起的症状

1．咳嗽为早期最常见的症状，可为刺激性干咳或少量黏液痰，多见于中央型，肿瘤在气管内。当肿瘤增大引起支气管狭窄时，咳嗽加重，多为持续性，且呈高音调金属音。若继发感染，痰量增多，呈黏液脓性。

2．咯血以中央型肺癌多见，多为痰中带血或间断血痰。许多患者对此未引起重视而延误诊断。如癌组织侵蚀大血管，可引起大咯血。部分患者以咯血为首发症状。

3．呼吸困难肿瘤引起支气管狭窄或阻塞，特别是中央型肺癌；或肿瘤转移到肺门淋巴结，肿大的淋巴结压迫主支气管或隆突；或转移至胸膜，产生大量胸腔积液；或转移至心包，发生心包积液；或有肺部广泛受累等，均可影响。向肺功能，引起胸闷、呼吸困难。

4．喘鸣肿瘤引起支气管部分阻塞，约2%患者出现局限性喘鸣。

5．体重下降肿瘤发展到晚期，由于肿瘤毒素和消耗的原因，加之感染、疼痛等所致的食欲减退，患者可表现消瘦或呈恶病质。

6．发热肿瘤坏死可引起发热，多为低热，但多数发热是由于肿瘤引起的继发性感染所致，抗生素药物治疗效果不佳。

（二）肿瘤局部扩展引起的症状

1．胸痛肿瘤侵犯胸膜或纵隔时，产生不规则的胸部钝痛或隐痛，于呼吸、咳嗽时加重。肋骨、胸壁、胸椎受累时，则有压痛点，固定部位呈持续性疼痛，并逐渐加重。与呼吸、咳嗽无关。

2．呼吸困难肿瘤压迫大气道，可出现吸气性呼吸困难。

3．咽下困难肿瘤侵及或压迫食管可引起咽下困难，亦可引起支气管一食管瘘，导致肺部感染。

4．声音嘶哑肿瘤或肿大的纵隔淋巴结使喉返神经受压或受累所致，多见左侧。

5．上腔静脉压迫综合征癌肿侵犯纵隔，压迫上腔静脉时，上腔静脉回流受阻，引起头面部、颈部和上肢水肿，胸前部淤血和静脉曲张，可有头痛、头昏或眩晕。

6．Homer 综合征位于肺尖部的肺癌称肺上沟癌。若压迫颈部交感神经，可引起病侧眼睑下垂、瞳孔缩小、眼球内陷，同侧额部与胸壁无汗或少汗，即 Homer 综合征。压迫臂丛神经，可引起以腋下为主、向上肢内侧放射的烧灼样剧痛或感觉异常，夜间加重。

（三）由癌远处转移引起的症状

1．肿瘤转移至脑、中枢神经系统、偏瘫、颅内高压等。可表现为头痛、呕吐、眩晕、复视、共济失调。

2．转移至肝可有畏食、肝区疼痛、肝大、黄疸和腹水等。

3．转移至骨骼转移至肋骨、脊柱骨、骨盆时，则有局部疼痛和压痛。

4．转移至淋巴结、皮肤锁骨上淋巴结是肺癌转移的常见部位，多在前斜角肌区，触到固定而坚硬，逐渐增大、增多，或融合的结节，多无痛感。皮肤转移时可触及皮下结节。

（四）肿瘤作用于其他系统引起的肺外表现包括内分泌、神经肌肉、结缔组织、血液系统和血管的异常改变，又称副癌综合征。主要表现有肥大性骨关节病和杵状指（趾）；分泌雌二醇引起的男性乳房发育；分泌促肾上腺皮质激素样物引起的肌力减弱、浮肿、高血压、血糖增高等，即cushing综合征；分泌抗利尿激素，引起稀释性低钠血症，表现为食欲不振、恶心、呕吐、嗜睡、定向障碍等水中毒症状，称抗利尿激素分泌失调综合征。此外，可出现神经肌肉综合征，包括小脑皮质变性、脊髓小脑变性，周围神经病变、重症肌无力和肌病等；肿瘤转移至骨可致骨骼破坏，或由于异生性甲状旁腺样激素作用，引起高钙血症。

【辅助检查】

（一）影像学检查是发现肺癌最主要的一种方法，包括胸透、正侧位胸片、体层摄影、胸部CT、磁共振（MRl）、支气管或血管造影等检查。

（二）痰脱落细胞检查送检标本应为深部咳出的新鲜痰，连续送检3～4次为宜。干细胞学检查的阳性率取决于标本是否符合要求、细胞学家的水平高低、肿瘤的类型以及送检标本次数等因素。非小细胞癌的阳性率可达70%～80%。

（三）纤维支气管镜检查对明确肿瘤的存在和组织学诊断均具有重要意义。对位于近端气道内的肿瘤经纤维支气管镜刷检结合钳夹活检阳性率为90%～93%。对位于远端气道内而不能直接窥视的病变，可在荧光屏透视指导下经纤维支气管镜肺活检。也可采用经支气管针刺吸引，对外周病灶可在多面荧光屏透视或CT、B超引导下采用经胸壁穿刺进行吸引，成功率可达90%。

（四）其他方面如开胸肺活检、胸腔积液癌细胞检查、淋巴结活检、放射性核素扫描检查等。

【护理措施】

（一）做好心理护理尽量减轻或消除患者恐惧

1．正确评估患者心理状态和对诊断及治疗的理解情况，是否有足够的支持力量，有无恐惧的表现，如血压高、失眠、沉思、紧张、烦躁不安、心悸等。

2．倾听与交流多与患者交谈，根据其年龄、职业、文化程度、性格等情况，鼓励患者表达自己的感受，耐心倾听患者诉说，尽量解答患者提出的问题和提供有益的信息，与患者建立良好的护患关系，鼓励患者之间的交流，调整患者的情绪，使患者以积极的心态面对疾病。

3．病情的告知确诊后根据患者的心理承受能力和家属的意见，决定是否告知病人病情真实情况。可在恰当的时机应用恰当的语言将诊断告知患者，以缩短患者期待诊断的焦虑期，引导患者面对现实，正确认识和对待疾病。有手术适应证者鼓励患者尽早手术。对于不愿或害怕知道诊断的患者，应协同家属采取保护性措施，合理隐瞒，以防患者精神崩溃，影响治疗。

4．心理与社会支持　当患者得知自己患肺癌时，会面临巨大的身心应激，而心理应激结果会对疾病产生明显的积极或消极影响，护士应通过多种途径给患者及家属提供心理与社会支持。在未明确诊断之前，应向患者解释各种诊断性检查的目的、意义和过程，劝说患者接受并配合检查；确诊后，帮助患者正确估计所面临的情况，鼓励患者及家属积极参与治疗和护理计划的决策过程，让患者了解肺癌及将接受的治疗。帮助患者建立起良好、有效的社会支持系统，安排家庭成员和亲朋好友定期看望患者，使患者感受到家庭、亲友的关爱，激发其珍惜。生命、热爱生活的热情，增强对治疗的信心。帮助患者和家属面对现实，积极应对癌症的挑战，让患者了解到癌症不是只等于痛苦和死亡，随着科学技术的发展，减轻痛苦，提高生存率已不是不可能的，从而使患者克服恐惧、绝望心理，保持积极、乐观情绪，充分调动机体的潜在力量，与疾病作斗争。

（二）尽量减轻患者疼痛

1．疼痛评估评估内容有：

（1）疼痛的部位、性质和程度。评估疼痛程度可用各种量表，如 0～10 数字评估量表，0 为无疼痛，10 为无法忍受的剧烈疼痛，让患者以数字描述疼痛的程度。

（2）疼痛加重或减轻的因素。

（3）影响患者表达疼痛的因素，如性别、年龄、文化背景、教育程度、性格等。

（4）疼痛持续、缓解、再发的时间等。

2. 减少可诱发和加重疼痛的因素　采取各种护理措施减轻疼痛：

（1）提供安静的环境，调整舒适的体位，保证患者充分地休息。

（2）小心搬动患者，滚动式平缓地给患者变换体位，避免拖、拉动作。必要时，寻求协助，支撑患者各肢体，防止用力不当引起病变部位疼痛。告知患者不要突然扭曲或转动身体。

（3）指导、协助胸痛患者用手或枕头护住胸部，以减轻深呼吸、咳嗽或变换体位所引起的胸痛。

3. 控制疼痛：

（1）药物止痛嘱用药，根据患者疼痛再发时间，提前按时用药。用药期间应取得患者及家属的配合，以确定维持有效止痛作用的药物和最佳剂量。应用止痛药物后要注意观察用药的效果，有无药物不良反应等。一般非肠道给药者，应在用药后 15～30min 开始评估，口服给药 1h 后开始评估，了解疼痛缓解程度和镇痛作用持续时间。当所制定的用药方案已不能有效止痛时，应及时通知医生并重新调整止痛方案。在应用镇痛药期间，注意预防药物的副作用，如阿片类药物有便秘、恶心、呕吐、镇静和精神紊乱等副作用，应嘱患者多进富含纤维素的蔬菜和水果，或饮服番泻叶冲剂等措施，缓解和预防便秘。

（2）物理治疗摩、针灸、经皮肤电刺激止痛穴位或局部冷敷等，以降低疼痛的敏感性。

（三）纠正低于机体需要量的营养失调　此与癌肿致机体过度消耗、压迫食管致吞咽困难、化疗反应致食欲下降、摄入量不足有关。

1. 做好正确评估患者的身高、体重、饮食习惯，营养状态和饮食摄入情况，必要时与营养师一起评估患者所需要的营养，并制定饮食计划。

2．饮食护理　向患者及家属宣传增加营养与促进健康的关系，安排品种多样化饮食。根据患者的饮食习惯，给予高蛋白、高热量、高维生素、易消化饮食，动、植物蛋白应合理搭配，如蛋、鸡肉、大豆等，如患者喜爱，可多加些甜食。调配好食物的色、香、味，以刺激食欲。创造清洁、舒适、愉快的进餐环境，尽可能安排患者与他人共同进餐，以调整心情，促进食欲。有吞咽困难者应给予流质饮食，进食宜慢，取半卧位以免发生吸入性肺炎或呛咳，甚至窒息。病情危重者应采取喂食、鼻饲，或静脉输入脂肪乳剂、复方氨基酸和含电解质的液体。氨基酸的平衡有助于抑制癌肿的发展；锌和镁对癌细胞有直接抑制作用。高纤维膳食可刺激肠蠕动，有助消化、吸收和排泄功能。如病人易疲劳或食欲不佳，应少量多餐，进餐前休息片刻，尽量减少餐中疲劳。

3．其他支持疗法必要时酌情输血、血浆或清蛋白，以减少胸腔积液的产生，补充癌肿或大量抽取胸腔积液等因素所引起的蛋白丢失，增强机体抗病能力。

（四）潜在并发症与化疗药物毒性反应的护理

1．评估化疗反应应用化疗后，应评估机体对化疗药物是否产生毒性反应，有何反应，严重程度如何。

2．骨髓抑制反应的护理化疗药物不仅杀伤癌细胞，对机体正常的白细胞也有杀伤抑制作用。当白细胞总数降至3．5×109／L以下时应及时报告医生。当白细胞总数降至1×109／L时，遵医嘱输白细胞及使用抗生素以预防感染，并做好保护性隔离。

3．恶心、呕吐的护理在化疗期间，如患者出现恶心、呕吐，嘱其家属不要表现出惊慌失措的行为，防止增加患者思想负担而加重恶心、呕吐。减慢药物滴注速度，遵医嘱给予口服或肌内注射甲氧氯普胺10～20mg，可减轻其反应。避免不良气味等刺激。恶心时，嘱患者做深而缓慢的呼吸，或饮少量碳酸饮料，吸吮硬而略带酸味的糖果，有助于抑制恶心反射。翻身时，勿突然大动作转动身体，以防恶心中枢受到刺激，引起呕吐。化疗期间饮食宜少量多餐，避免过热、粗糙、酸、辣刺激性食物，以防损伤胃肠黏膜。如有呕吐，可嘱患者进较干的食物，餐中少饮水，餐后休息片刻。化疗前、后2h内避免进餐。如化疗明显影响进食，出现口渴、皮肤干燥等脱水表现，须静脉输液，补充水、电解质和机体所需要的营养。

4. 口腔护理化疗后患者唾液腺分泌减少，常出现口干、口腔 pH 下降，易致牙周病和口腔真菌感染。要避免口腔黏膜损伤，不进硬食物，用软牙刷刷牙，并常用盐水或复方硼砂溶液漱口。

5. 静脉血管的保护因化疗药物刺激性强，疗程长，要注意保护和合理使用静脉血管。

6. 其他毒副反应的护理对由于药物毒性作用使皮肤干燥、色素沉着、脱发和甲床变形者，应做好解释和安慰，向患者说明停药后毛发可再生，以消除其思想顾虑。

（五）做好皮肤护理防治皮肤完整性受损接受放疗损伤皮肤组织或长期卧床导致局部循环障碍、皮肤的完整性受损。

1. 皮肤评估照射后局部皮肤是否出现红斑、表皮脱屑、色素沉着、瘙痒感等，并注意监测其变化；评估身体受压部位或骨突处有无红、肿、破损。

2. 照射部位皮肤的护理照射时协助患者取舒适体位，嘱其不要随便移动，以免损伤其他部位皮肤。对照射部位的皮肤，应采取措施预防或治疗皮肤破损。①嘱患者切勿擦去皮肤照射部位的标志；②局部禁涂凡士林等难以清洗的软膏、红汞、乙醇或碘酊等，忌贴胶布。洗澡时，不用肥皂或搓擦，亦不用化妆品涂擦，因其内含某些重金属物，可加重放疗皮肤的反应；③患者宜穿宽松柔软衣服，防止摩擦。局部避免搔抓、压迫。避免阳光照射或冷热刺激；④如有渗出性皮炎，除暴露外，局部可涂具有收敛、保护作用的鱼肝油软膏。

3. 受压部位皮肤的护理长期卧床者，采取有效措施，防止压疮发生。

第十节 胸腔积液患者护理

【概 述】

胸腔积液（pleural effusion）是指任何全身或局部病变致使胸膜腔内液体生成过快和（或）吸收过缓时，临床产生胸腔积液。正常成人胸膜腔内有 3～15ml 液体，对呼吸运动起润滑作用，以避免脏层胸膜和壁层胸膜在呼吸时相互摩擦受损。胸膜腔中的液体不断地由壁层胸膜生成，又不断地以相等速度被脏层胸膜吸收，它的产生与吸收常处于动态平衡。

【临床表现】

（一）症状结核性胸膜炎多见于青年人，常有发热；中年以上患者可为肺癌所致胸膜转移。炎性积液多为渗出性，常伴有胸痛及发热。由心力衰竭所致胸腔积液为漏出液。肝脓肿所伴右侧胸腔积液可为反应性胸膜炎，亦可为脓胸。积液量少于 300ml 时症状多不明显；若超过 500ml，患者渐感胸闷。大量积液时，邻近肺组织和纵隔脏器受压，患者可有心悸、呼吸困难。

（二）体征少量积液时，体征不明显。大量积液时，患侧呼吸运动受限，肋间隙较饱满，心尖冲动向健侧移位；语颤减弱或消失。积液区叩诊呈浊音；听诊积液区呼吸音减弱或消失。急性胸膜炎时，病变区可闻及胸膜摩擦音，积液增多时，摩擦音即消失。

【辅助检查】

（一）X 线检查胸腔积液量 300～500ml 时，患侧肋膈角变钝或消失；更多的积液时，显示向外侧、向上的弧形上缘的积液影；大量积液时整个患侧阴暗，纵隔推向健侧，患侧膈肌下降。积液时常遮盖肺内原发病灶。CT 检查胸膜病变有较高的敏感性与密度分辨率，可以发现隐蔽性病灶，判断渗出液、血性或脓性胸液。

（二）超声检查可明确有无胸腔积液、积液部位和积液量，鉴别胸腔积液、胸膜增厚、液气胸等，亦能协助胸腔穿刺定位，探查胸液掩盖的肿块。

（三）胸液检查胸腔穿刺抽液检查有助于确定胸液的性质和病原，对诊断和治疗有重要意义。胸液检查可大致确定是漏出液还是渗出液。

1. 外观漏出液呈淡黄色，透明清亮，静置不凝固，比重<1. 016～1. 018。渗出液颜色较深，呈草黄色，稍浑浊，比重>1. 018。血性胸液呈程度不等的洗肉水样或静脉血样。

2. 细胞正常胸液中有少量间皮细胞或淋巴细胞。漏出液细胞数常<100×106 / L，以淋巴细胞与间皮细胞为主。渗出液的白细胞常>500×106 / L。中性粒细胞增多时，提示为急性炎症；淋巴细胞为主则多为结核性或恶性。胸液中红细胞>5×109 / L 时，可呈淡红色，多由恶性肿瘤或结核所致。应注意与胸腔穿刺损伤血管引起的血性胸液相鉴别。恶性胸液中约有60%可查到恶性肿瘤细胞。

3. pH结核性胸液pH常<7. 30；漏出液常>7. 30，若pH>7. 40，应考虑恶性胸液。

4。蛋白质渗出液的蛋白含量高于30g／L，胸液／血清比值大于0. 5，黏蛋白试验（Rivaha试验）阳性。漏出液蛋白含量较低（<30g／L），以清蛋白为主，Rivaha试验阴性。若胸液癌胚抗原（CEA）值>10～15／ug／L，或胸液／血清CEA>1，铁蛋白含量增高，提示恶性胸液。

5. 葡萄糖漏出液与大多数渗出液的葡萄糖含量正常；结核性、恶性、类风湿关节炎及化脓性胸腔积液中葡萄糖含量可<3. 35mmol／L。若胸膜病变范围较广，如肿瘤广泛浸润，可使葡萄糖含量较低。

6. 酶胸液乳酸脱氢酶（LDH）含量增高，大于200U／L，且胸液LDH／血清LDH比值大于0. 6，提示渗出液。胸液LDH活性可反映胸膜炎症的程度，其值越高，表明炎症越明显。LDH>500U／L常提示为恶性肿瘤或胸液已并发细菌感染。胸液淀粉酶升高可见于急性胰腺炎、恶性肿瘤等。结核性胸膜炎时，胸液中腺苷脱氨酶（ADA）可高于100u／L。

（四）胸膜活检当胸腔积液原因不明时，应考虑作经皮胸膜活检。必要时可行胸腔镜活检。恶性肿瘤侵犯胸膜引起的胸腔积液，称为恶性胸液。胸膜活检、胸腔镜检查对恶性胸腔积液的病因诊断率较高。

（五）免疫学检查结核性与恶性胸腔积液时，T淋巴细胞增高；系统性红斑狼疮及类风湿关节炎引起的胸腔积液中补体c3、c4成分降低，免疫复合物的含量增高。

【护理措施】

保持正常的气体交换由于大量胸液压迫使肺不能充分扩张、常常致使气体交换面积减少，气体交换受阻。

（一）休息与运动大量胸腔积液致呼吸困难或发热者，应卧床休息。待体温恢复正常及胸液抽吸或吸收后，鼓励患者逐渐下床运动，增加肺活量，以防肺失去功能。胸液消失后继续休养2～3个月，避免疲劳。

（二）胸腔抽液的护理胸腔抽液不仅有助于诊断，而且可解除肺及心血管受压，改善呼吸，防止纤维蛋白沉着与胸膜增厚，使肺功能免受损伤。结核性胸膜炎或脓胸抽液后可减轻毒性症状，体温下降，有助于被压迫的肺迅速复张。恶性胸腔积液者抽液后可缓解严重的呼吸困难。因此，大量胸腔积液者，应做好抽液准备和患者的护理。

（三）病情观察注意观察患者胸痛及呼吸困难的程度、体温的变化。监测血氧饱和度或动脉血气分析值的改变。对胸腔穿刺抽液后患者，应密切观察其呼吸、脉搏、血压的变化，注意穿刺处有无渗血或液体渗出。

（四）胸痛的护理可嘱患者患侧卧位，必要时用宽胶布固定胸壁，以减少胸部活动幅度，减轻疼痛。或遵医嘱给予止痛药。

（五）呼吸锻炼胸膜炎患者在恢复期，要经常进行呼吸锻炼以减少胸膜粘连的发生，提高通气量。每天督导患者进行缓慢的腹式呼吸。

（六）保持呼吸道通畅如有痰液，鼓励患者积极排痰，保持呼吸道通畅。

第十一节　自发性气胸患者护理

【概　述】

胸膜腔为脏层胸膜与壁层胸膜之间不含空气的密闭潜在性腔隙。气体进入胸膜腔，造成积气状态，称气胸（pneumothorax）。气胸可为自发性，亦可由疾病、外伤、手术、诊断或治疗性操作不当等引起。在无外伤或人为的因素下，因肺部疾病使肺组织及脏层胸膜突然自发破裂，或因靠近肺表面的肺大疱、细小气肿泡自发破裂，肺及支气管内气体进入胸膜腔所致的气胸，称为自发性气胸（sponlaneous pneumothorax）。

【临床表现】

气胸对呼吸和循环功能的影响与基础疾病及肺功能、气胸发生速度、胸膜腔内积气量及压力三个因素有关。

（一）症状

1. 胸痛多在剧咳、用力、剧烈体力活动时，偶在休息时，突感一侧胸痛，如刀割样或针刺样，多伴胸闷、气促。

2. 呼吸困难若气胸发生前肺功能良好，肺萎陷小于20%，患者可无明显症状。若发生在严重肺气肿患者，虽肺仅被压缩10%，却可引起严重呼吸困难与发绀，患者不能平卧，如果侧卧，则被迫使气胸患侧在上，以减轻呼吸困难。大量气胸，尤其是张力性气胸时，患者可表现出烦躁不安、表情紧张、胸闷、挣扎坐起、发绀、冷汗，脉速、虚脱、心律失常，甚至休克，发生意识不清、呼吸衰竭。血气胸时，如失血量过多，可使血压下降，甚至发生失血性休克。

3. 咳嗽可有轻到中度刺激性咳嗽。

（二）体征

呼吸增快，发绀，气管向健侧移位；患侧胸部膨隆，肋间隙增宽，呼吸运动和语颤减弱；叩呈过清音或鼓音；右侧气胸可使肝浊音界下降。并发纵隔气肿时可听到与心脏搏动相一致的嘎吱音或噼啪声。有液气胸时，可闻及胸内振水声。

（三）并发症

有脓气胸、血气胸、纵隔气肿、皮下气肿及呼吸衰竭等。

【辅助检查】

（一）X线检查X线检查是诊断气胸的重要方法。X线胸片可见患侧透光度增强，内无肺纹理，肺被压向肺门，呈高密度影，外缘呈弧形或分叶状，如胸腔有积液或积血，可见液平面。肺被压缩面积的大小可根据气胸侧气带的宽度粗略估计，如气带宽度为该侧胸部宽度的1/4、1/3、1/2，则肺被压缩程度分别为35%、50%、65%。气胸的基本CT表现为胸膜腔内出现极低密度的气体影，伴有肺组织不同程度的压缩萎陷改变。

（二）肺功能测定急性气胸，肺萎陷>20%时，肺活量、肺容量下降，呈限制性通气障碍。

（三）血气分析可有不同程度低氧血症。

【护理措施】

（一）严密观察病情变化适时进行排气疗法

1．休息急性自发性气胸患者应绝对卧床休息。如肺被压缩<20%，且为闭合型，症状较轻，PaO_2>70mmHg 时，可仅卧床休息，避免用力、屏气、咳嗽等可增加胸腔内压的活动。血压平稳者取半坐位，有利于呼吸、咳嗽排痰及胸腔引流。卧床期间，协助患者每 2h 翻身一次。如有胸腔引流管，患者翻身时，应注意防止引流管脱落。

2．吸氧给予鼻导管或鼻塞，必要时面罩吸氧。氧流量控制在 2～5L / min。吸氧可加快胸腔内气体的吸收，减少肺活动度，促使胸膜裂口愈合。若有纵隔气肿，可给予高浓度吸氧，增加纵隔内氧浓度，有利于气肿消散。

3．严密观察病情变化经常巡视患者，及时听取患者的主诉，严密观察呼吸频率、深度及呼吸困难的表现和血氧饱和度变化，必要时监测动脉血气。大量气胸，尤其是张力性气胸时，可迅速出现严重呼吸循环障碍，如患者表现心率加快、血压下降、发绀、冷汗、心律失常，甚至休克，要及时通知医生并配合处理。

4．心理支持呼叫器放在患者易取之处，听到呼叫立即应答。患者在严重呼吸困难期间护士应尽量在床旁陪伴，允许患者提问和表达恐惧心理。做各项检查、操作前向患者做好解释，告诉患者采取的治疗措施将是有效的，如抽气后呼吸困难可缓解，气胸可治愈；解释疼痛、呼吸困难等不适的原因，从而消除患者对疾病及治疗紧张、担心的心理，帮助患者树立信心，配合治疗。必要时，按医嘱给予镇静剂，减轻焦虑，促进有效通气。

5．排气疗法的护理协助医生做好胸腔抽气或胸腔闭式引流的准备和配合工作，使肺尽早复张，减轻呼吸困难症状。

（1）术前向患者简要说明排气疗法的目的、意义、过程及注意事项，以取得患者的理解与配合。

（2）如行胸腔闭式引流术，术前需要严格检查引流管是否通畅和整套胸腔闭式引流装置是否密闭。引流瓶内需要注入适量无菌蒸馏水或生理盐水；标记液面水平。将连接胸腔引流管的玻璃管一端置于水面下 1．5～2cm，以确保患者的胸腔和引流装置之间为一密封系统。引流瓶塞上的另一短玻璃管为排气管，其下端应距离液面 5cm 以上。必要时按医嘱连接好负压引流装置，注意保持压力在-8～-12cmH20 之间，避免过大的负压吸引对肺的损伤。

（3）保证有效时引流①引流瓶应放在低于患者胸部的地方，其液平面应低于引流管胸腔出口平面 60cm，以防瓶内的液体返流进入胸腔。妥善放置引流瓶，防止被踢倒或打破；②保持引流管通畅，密切观察引流管内的水柱是否随呼吸上下波动及有无气体自液面溢出。必要时，可请患者做深呼吸或咳嗽。如有波动，表明引流通畅。若水柱波动不明显，液面无气体逸出，患者无胸闷、呼吸困难，可能患者的肺组织已复张；若病人呼吸困难加重，出现发绀、大汗、胸闷、气管偏向健侧等症状，应立即通知医生紧急处理；③为防止胸腔积液或渗出物堵塞引流管，必要时，应根据病情定期捏挤引流管（由胸腔端向引流瓶端的方向挤压）；④妥善固定引流管于床旁，留出适宜长度的引流管，既要便于患者翻身活动，又要避免过长扭曲受压。

4．注意观察引流液的量、色、性状和水柱波动范围，并准确记录。

5．严格无菌操作在插管、引流排气和伤口护理时，要严格执行无菌操作，引流瓶的排气管外端应用 1～2 层纱布包扎好，避免空气中尘埃或脏物进入引流瓶内。每日更换引流瓶，更换时应注意连接管和接头处的消毒。伤口敷料每 1～2 日更换 1 次，如敷料有分泌物渗湿或污染，应及时更换。

6．搬动患者时需要用两把血管钳将引流管双重夹紧，防止在搬动过程中发生引流管滑脱、漏气或引流液返流等意外情况。更换引流瓶时应先将近心端的引流管用双钳夹住，更换完毕检查无误后再放开，以防止气体进入胸腔。若胸腔引流管不慎滑出胸腔时，应嘱患者呼气，同时迅速用凡士林纱布及胶布封闭引流口，并立即通知医生进行处理。

7．鼓励患者每 2h 进行一次深呼吸和咳嗽练习，或吹气球，以促进受压萎陷的肺组织扩张，加速胸腔内气体排出，促进肺尽早复张。应尽量避免用力咳嗽。

8．引流管无气体逸出 1～2 天后，再夹闭管 1 天，患者无气急、呼吸困难，透视或摄片见肺已全部复张时，应做好拔管的准备。拔管后注意观察有无胸闷、呼吸困难、切口处漏气、渗出、出血、皮下气肿等情况，如发现异常应及时处理。

（二）减轻疼痛

1．环境与卧位保持病房安静，保证患者有充足的休息时间。协助患者采取舒适的卧位。半卧位时可在胸腔引流管下方垫一条毛巾，减轻患者的不适，同时防止引流管受压。

2．活动与患者共同分析胸痛发生的诱因，教会患者床上活动的方法，如体位改变或活动时，用手固定好胸腔引流管，避免其移动而刺激胸膜，引起疼痛。亦可用枕头或手护住胸部及引流管，减少因深呼吸、咳嗽或活动所引起的胸廓扩张，胸膜受牵拉，导致胸痛。

3．放松疗法教会患者自我放松技巧，如缓慢深呼吸、全身肌肉放松、听音乐、广播或看书、看报，以分散注意力，减轻疼痛。

4．用药护理患者疼痛剧烈时，按医嘱给予止痛药，及时评价止痛效果并观察可能出现的副作用，及时与医生联系并有效地处理。置入胸腔引流管的患者，肺完全复张后可引起胸痛，向患者做好解释，以消除患者紧张心理，必要时使用镇静剂，使患者放松，提高痛阈，增强对疼痛的耐受性。刺激性咳嗽较剧烈时，遵医嘱给予适当的止咳药物，但痰液稠多者或慢性呼吸衰竭伴二氧化碳潴留者，禁用可待因等中枢性镇咳剂，防止咳嗽反射受抑制，排痰不畅，造成感染，甚至呼吸抑制，发生窒息。

5．预防上呼吸道感染嘱患者注意保暖，预防受凉而引起上呼吸道感染。

6．排便护理保持大便通畅，防止排便用力引起的胸痛或伤口疼痛，并防止气胸复发。

第十二节　呼吸衰竭患者护理

【概述】

呼吸衰竭（respiratory failure，简称呼衰），是指各种原因引起的肺通气和（或）换气功能严重障碍，以致在静息状态下亦不能维持足够的气体交换，导致缺氧伴（或不伴）二氧化碳潴留，从而引起一系列生理功能和代谢紊乱的临床综合征。临床表现为呼吸困难、发绀等。动脉血气分析可作为诊断的依据，即在海平面正常大气压、静息状态、呼吸空气条件下，动脉血氧分压（PaO_2）低于 60mmHg，伴或不伴有二氧化碳分压（$PaCO_2$）高于 50mmHg，排除心内解剖分流和原发于心排血量降低因素，即为呼吸衰竭。

【临床表现】

除引起呼衰的原发疾病症状、体征外，主要是缺 O_2 和 CO_2 潴留所致的呼吸困难和多脏器功能紊乱的表现。

（一）呼吸困难多数有明显的呼吸困难，表现在呼吸频率、节律和幅度的改变。如慢阻肺为呼气性呼吸困难，严重时发展为浅快呼吸，常有点头、提肩等辅助呼吸肌参与呼吸运动的体征。并发 CO_2 麻醉时，则出现浅慢呼吸或潮式呼吸。

（二）发绀是缺 O_2 的典型表现。当动脉血氧饱和度低于 90％或氧分压 $<$50mmHg 时，可在血流量较大的部位如口唇、指甲、舌等处出现发绀。另外，因发绀的程度与还原型血红蛋白含量相关，所以红细胞增多者发绀明显，而贫血患者则不明显。

（三）精神、神经症状急性呼衰的精神症状比慢性呼衰明显，可迅速出现精神紊乱、狂躁、昏迷、抽搐等症状。慢性缺 O_2 多表现为智力或定向功能障碍。当有 CO_2 潴留时，患者开始常表现出兴奋症状，如多汗、烦躁不安、夜间失眠而白天嗜睡（昼夜颠倒），甚至谵妄现象。随着 CO_2 潴留的加重，引起呼吸中枢受抑制，发生肺性脑病。临床表现为表情淡漠、肌肉震颤、间歇抽搐、嗜睡，甚至昏迷等。

（四）循环系统早期心率增快、血压升高；因脑血管扩张，产生搏动性头痛；严重缺 O_2、酸中毒时，可引起周围循环衰竭、血压下降、心律失常，甚至心搏骤停；CO_2 潴留使体表静脉充盈、皮肤潮红、温暖多汗；慢性缺 O_2 和 CO_2 潴留引起肺动脉高压，可发生右心衰竭，出现体循环淤血体征。

（五）其他严重呼衰对肝、肾功能和消化系统都有影响。部分患者可出现丙氨酸氨基转移酶和血尿素氮升高，尿中有蛋白、红细胞和管型。因胃肠道黏膜屏障功能受损，可引起应激性溃疡而发生上消化道出血。上述症状均可随缺 O_2 和 CO_2 潴留的纠正而消失。

【治疗原则】

呼衰处理的原则是在保持呼吸道通畅条件下，迅速纠正缺 O_2 和 CO_2 潴留，纠正酸碱失衡和代谢紊乱，防治多器官功能受损，积极治疗原发病，消除诱因，预防和治疗并发症。

（一）保持呼吸道通畅气道通畅是纠正缺 O_2 和 CO_2 潴留的先决条件。

1．清除呼吸道分泌物。

2．缓解支气管痉挛用支气管解痉剂，必要时给予糖皮质激素以缓解支气管痉挛。

3．建立人工气道　对于病情危重者，可采用经鼻或经口气管插管，或气管切开，建立人工气道，以方便吸痰合作机械通气治疗。

（二）氧疗　由于呼吸衰竭的病因、类型不同，则氧疗的指征、给氧的方法不同。

1．急性呼吸衰竭患者应使 PaO_2 维持在接近正常范围；慢性缺 O_2 患者吸入的氧浓度应使 PaO_2 在 60mmHg 以上或 SaO_2 在 90%以上。常用的给氧法有鼻导管、鼻塞、面罩、气管内机械给氧。吸入氧浓度(FiO_2)与吸入氧流量呈如下关系：FiO_2=21+4×氧流量(L / min)。对缺 O_2 不伴 CO_2 潴留的患者，应给予高浓度吸氧（>35%）。长期吸入高浓度氧可引起氧中毒，因此，宜将吸入氧浓度控制在 50%以内。

2．缺 O_2 伴明显 CO_2 潴留的氧疗原则为低浓度（<35%）持续给氧。其理由是：

（1）慢性呼衰患者由于高碳酸血症，其呼吸中枢化学感受器对 CO_2 反应性差，呼吸的维持主要靠低氧血症对颈动脉窦、主动脉体化学感受器的兴奋作用。若吸入高浓度氧，PaO_2 迅速上升，使外周化学感受器失去了低氧血症的刺激，可导致患者呼吸变慢、变浅，肺泡通气量下降，$PaCO_2$ 随之上升，严重时引起肺性脑病。

（2）吸入高浓度的 O_2 解除低氧性肺血管收缩，使肺内血流重新分布，加重通气 / 血流比例失调，肺泡无效腔增大，有效肺泡通气量减少，从而使 $PaCO_2$ 进一步升高。

（3）根据血红蛋白氧解离曲线的特性，在严重缺 O_2 时，PaO_2 稍有升高，SaO_2 便有较多的增加，所以低流量给氧，既可解除严重缺氧，而缺氧又未完全纠正，仍能刺激外周化学感受器，维持对通气的刺激作用。慢性阻塞性肺疾病引起的呼衰患者长期低流量吸氧，尤其是在夜间，能降低肺循环阻力和肺动脉压，增强心肌收缩力，从而提高患者活动耐力，延长生存时间。

（三）增加肺泡通气量、减少 CO_2 潴留

1．呼吸兴奋剂　呼吸兴奋剂包括尼可刹米、洛贝林、多沙普仑、都可喜等。尼可刹米是最常用的呼吸中枢兴奋剂，既能改善通气，还有一定的苏醒作用。常规用量为 0．375～0．75g 静注，然后以 1．875～3．75g 加入 500ml 液体中，按 25～30 滴 / min 静滴；多沙

普仑除直接兴奋中枢外，还可刺激末梢化学感受器，反射性兴奋中枢，作用强，安全；都可喜的是口服的呼吸兴奋剂，适于较轻的呼衰患者。

2．机械通气对于严重呼衰患者，机械通气是抢救生命的主要治疗措施。

（四）纠正酸碱平衡失调和电解质紊乱

1．呼吸性酸中毒主要治疗措施是改善肺泡通气量，一般不宜补碱。

2.呼吸性酸中毒合并代谢性酸中毒 应积极治疗代谢性酸中毒的病因，当 pH。<7.20，HCO_3^-<18mmol / L 时，可适量补碱，给予 5%碳酸氢钠 100～150ml 静滴，使 pH 升至 7. 25 左右即可。补碱时要注意改善通气，以免加重 CO_2潴留。

3．呼吸性酸中毒合并代谢性碱中毒治疗中应注意防止补充碱性药物过量和避免 CO_2 排出过快，可给予适量补氯和补钾，以缓解碱中毒。若 pH>7. 45 而且 $PaCO_2$≤60mmHg 时，可考虑使用碳酸酐酶抑制剂如乙酰唑胺或精氨酸盐等药物。电解质紊乱以低钾、低氯、低钠为常见，应及时纠正。

（五）抗感染治疗呼吸道感染是呼衰最常见的诱因，应结合痰培养及药敏试验选择合适的抗生素，但通常需要使用广谱高效的抗菌药物，如第三代头孢菌素、氟喹诺酮类等，以迅速控制感染。

（六）并发症的防治慢性呼衰常见的并发症是慢性肺源性心脏病、右心衰竭，急性加重时可能合并消化道出血、休克和多器官功能衰竭等，应积极防治。

（七）营养支持呼衰患者因热量摄入不足和呼吸功能增加、发热等，常存在营养不良。营养支持有利于提高呼衰的抢救成功率，故抢救时应常规鼻饲高蛋白、高脂肪、低碳水化合物，以及适量多种维生素和微量元素的流质饮食，必要时给予静脉高营养治疗。

【护理措施】

（一）保持呼吸道通畅，促进痰液引流 呼衰患者呼吸道的净化作用减弱，炎性分泌物增多，痰液黏稠，引起肺泡通气不足。在氧疗和改善通气之前，采取各种措施，保持呼吸道通畅。

1．指导并协助患者进行有效的咳嗽、咳痰。

2．每1～2h翻身1次，并给予拍背，协助痰液排出。

3．严重呼衰意识不清的患者因其口、咽及舌部肌肉松弛，咳嗽无力、神志不清、分泌物黏稠不易咳出或分泌物及舌堵塞气道者，可用多孔导管经鼻或经口给予机械吸引，并刺激咳嗽，有利于气道内的痰液排出，如有气管插管或气管切开，则给予导管内负压吸引吸痰，必要时也可用纤维支气管镜吸痰并冲洗。

4．吸痰时应注意无菌操作。

5．饮水、口服或雾化吸入祛痰药可湿化痰液，便于咳出或吸出痰液。

6．注意观察痰的色、质、量、味及痰液的实验室检查结果，并及时做好记录。按医嘱及实验室检查要求正确留取痰液检查标本。发现痰液出现特殊气味或痰液量、色及黏稠度等发生变化，应及时与医生联系，以便调整治疗方案。

（二）病情观察注意观察患者的呼吸频率、节律和深度，使用辅助呼吸机呼吸的情况，呼吸困难的程度。监测生命体征，尤其是血压、心率和心律失常的情况。观察缺O_2及CO_2潴留的症状和体征，如有无发绀、球结膜水肿、肺部有无异常呼吸音及啰音；监测动脉血气分析仪。注意患者意识状况及神经精神症状，观察有无肺性脑病的表现，如有异常应及时通知医生。昏迷者应观察瞳孔、肌张力、腱反射及病理反射。及时了解尿常规、血电解质检查结果。

（三）促进和指导患者进行有效的呼吸协助和指导患者取半卧位或坐位，趴伏在床头桌上，借此增加辅助吸气肌的效能，促进肺膨胀。指导、教会病情稳定的患者缩唇呼吸，通过腹式呼吸时膈肌的运动和缩唇呼吸促使气体均匀而缓慢地呼出，以减少肺内残气量，增加肺的有效通气量，改善通气功能。

（四）休息与活动根据病情，指导患者安排适当的活动量。指导患者在活动时尽量节省体力，如座位与人交谈，帮助患者制定减轻呼吸困难，同时增强生活自理能力的计划。

（五）氧疗的护理氧疗能提高肺泡内氧分压，提高PaO_2和saO_2；减轻组织损伤，恢复脏器功能，提高机体的耐受力；减少耗氧量；降低缺氧性肺动脉高压，减轻右心负荷。因此，应按医嘱实施正确氧疗。氧疗实施过程中，应注意密切观察氧疗效果，如吸氧后呼吸困难缓解、发绀减轻、心率减慢，表示氧疗有效；如果意识障碍加深或呼吸过度表浅、缓慢，可能为CO_2潴留加重。应根据动脉血气分析结果和患者的临床表现，及时调整吸氧流量或浓度，达到既保证氧疗效果，又可防止氧中毒和CO_2麻醉的目的。输送氧气的导管、面罩、气管导管等应妥善固定，使患者舒适；保持清洁、通畅，定时更换消毒，防止交叉感染。向患者及家属说明氧疗的重要性，嘱其不要擅自停止吸氧或改变氧流量。

（六）用药护理按医嘱及时准确给药，并观察疗效及不良反应。

1．茶碱类药物，能松弛支气管平滑肌，减少气道阻力，改善气道功能，缓解呼吸困难。指导患者正确使用支气管解痉气雾剂，减轻支气管痉挛。

2．呼吸兴奋剂通过刺激呼吸中枢或外周化学感受器，增加呼吸频率和潮气量，改善通气，但同时增加呼吸做功，增加氧耗量和CO_2的产生量。所以使用呼吸兴奋剂时要保持呼吸道通畅，适当提高吸入氧浓度，静滴时速度不宜过快，注意观察呼吸频率、节律、睫毛反应、神志变化以及动脉血气的变化，以便调节剂量。如出现恶心、呕吐、烦躁、面色潮红、皮肤瘙痒等现象，需要减慢滴速。若经4～12h未见效，或出现肌肉抽搐等严重副作用时，应及时通知医生停用药物。

3．Ⅱ型呼衰患者常因呼吸困难、咳嗽、咳痰，或缺O_2、CO_2潴留引起烦躁不安、失眠，护士在执行医嘱时应结合临床表现认真判别，禁用对呼吸有抑制作用的药物，如吗啡等，慎用其他镇静剂，如地西泮，以防止发生呼吸抑制。

（七）配合抢救发现病情变化及时抢救，预测患者是否需要面罩、气管插管或气管切开术机械辅助呼吸，迅速准备好有关抢救用品，及时准确做好各项抢救配合，赢得抢救时机，提高抢救成功率。同时做好患者家属的护理。

（八）心理护理呼衰的患者常对病情和预后有顾虑、心情忧郁、对治疗丧失信心，应多了解和关心患者的心理状况，特别是对建立人工气道和使用机械通气的患者，应经常巡视，让患者说出或写出引起或加剧焦虑的因素，教会患者自我放松等各种缓解焦虑的办法，以缓解呼吸困难，改善通气。

第八章　消化系统疾病患者护理

第一节　肠结核患者护理

【概　述】

肠结核（intestinal tuberculosis）是由于结核分枝杆菌侵犯肠道引起的慢性特异性炎症。肠结核在发展中国家发病率较高，而西方发达国家少见。本病多见于青壮年，女性略多于男性。

【临床表现】

肠结核大多起病缓慢，病程较长。早期症状不明显，容易被忽视。

（一）症状

1．腹痛多位于右下腹，也可因回盲部病变引起上腹或脐周牵涉痛。疼痛性质一般为隐痛或钝痛，进食易诱发或加重，出现腹痛与排便。这与回盲部病变使胃一回肠反射或胃一结肠反射亢进，使病变肠曲痉挛或蠕动增强有关。排便后疼痛可有不同程度的缓解。增生性肠结核或并发肠梗阻时，有腹部绞痛，伴腹胀。

2．腹泻和便秘腹泻是溃疡性肠结核的主要表现之一。每日排便2～4次，粪便呈糊状或稀水状，不含黏液或脓血，如直肠未受累，无里急后重感。若病变严重而广泛时，腹泻次数可达每日十余次，粪便可有少量黏液、脓液。此外，可伴有便秘，大便呈羊粪状，隔数日再有腹泻。这种腹泻与便秘交替是由于肠结核引起胃肠功能紊乱所致。增生性肠结核多以便秘为主要表现。

3．全身症状和肠外结核表现溃疡型肠结核常有结核毒血症及肠外结核特别是活动性肺结核的临床表现，严重时可出现维生素缺乏、脂肪肝、营养不良性水肿等表现；增生型肠结核全身情况一般较好。

（二）体征患者呈慢性病容、消瘦、苍白。腹部肿块为增生性肠结核的主要体征，常位于右下腹，较固定，质地中等，伴有轻、中度压痛。可有肠鸣音亢进、肠形与蠕动波。当溃疡性肠结核合并有局限性腹膜炎、局部病变肠管与周围组织粘连或同时有肠系膜淋巴结结核时，也可出现腹部肿块。

（三）并发症见于晚期患者，常有肠梗阻、瘘管形成，肠出血少见，也可并发结核性腹膜炎，偶有急性肠穿孔。

【实验室及其他检查】

（一）血液检查血常规检查可有不同程度的贫血，无并发症的患者白细胞计数一般正常。红细胞沉降率多明显增快，可作为评估结核病活动程度的指标之一。

（二）粪便检查粪便多为糊状，一般不混有黏液脓血，显微镜下可见少量脓细胞和红细胞。粪便浓缩有时可查到结核分枝杆菌，对痰菌阴性者有意义。

（三）X线检查X线钡餐造影或钡剂灌肠检查对肠结核的诊断具有重要意义。其X线表现主要是肠黏膜皱襞粗乱、增厚、溃疡形成。在溃疡型肠结核，钡剂在病变肠段排空很快，显示充盈不佳，呈激惹状态，而在病变的上、下肠段则钡剂充盈良好，称为X线钡影跳跃征象。此外，尚可见肠腔狭窄、肠段缩短变形、回肠盲肠正常角度丧失。

（四）结肠镜检查可直接观察全结肠和回肠末段，内镜下病变肠：黏膜充血、水肿、溃疡形成，可伴有大小及形态各异的炎性息肉、肠腔狭窄等。如果活检找到干酪样坏死性肉芽肿或结核分枝杆菌，则可以确诊。

（五）其他结核菌素试验强阳性及聚合酶链反应（PCR）阳性也有辅助诊断的作用。

【护理措施】

由于结核病是一种慢性消耗性疾病，只有保证充足的营养供给，提高机体抵抗力，才能促进疾病的痊愈。因此，应向患者及家属解释营养对治疗肠结核的重要性，并与其共同制定饮食计划。给予高热量、高蛋白、高维生素易于消化的食物。腹泻明显的患者应少食乳制品、富含脂肪和粗纤维的食物，以免加快肠蠕动。肠梗阻的患者应禁食。对严重营养不良的患者，应协助医生进行静脉营养治疗，以满足机体代谢需要。每周测量患者的体重，监测有关营养指标，以评价其营养状况。

第二节　溃疡性结肠炎患者护理

【概　述】

溃疡性结肠炎（uC）亦称非特异性溃疡性结肠炎，是一种病因不明的慢性直肠和结肠炎性疾病。病变主要位于结肠的黏膜与黏膜下层。主要症状有腹泻、黏液脓血便和腹痛，病程漫长，病情轻重不一，常反复发作。本病多见于20～40岁，男女发病率无明显差别。

【临床表现】

起病多数缓慢，少数急性起病。病程长，呈慢性经过，常有发作期与缓解期交替。

（一）症状

1. 消化系统表现

（1）腹泻为最主要的症状，典型者呈黏液或黏液脓血便，为炎症渗出和黏膜糜烂及溃疡所致。大便次数和便血程度反映病情严重程度，轻者每日排便2～4次，粪便呈糊状，可混有黏液、脓血，便血轻或无；重者腹泻每日可达10次以上，大量脓血，甚至呈血水样粪便。大多伴有里急后重，为直肠炎症刺激所致。病变限于直肠和乙状结肠的患者，偶有腹泻与便秘交替的现象，与病变直肠排空功能障碍有关。

（2）腹痛轻者或缓解期患者多无腹痛或仅有腹部不适，活动期有轻或中度腹痛，为左下腹或下腹的阵痛，亦可涉及全腹。有疼痛一便意一便后缓解的规律。若并发中毒性结肠扩张或腹膜炎，则腹痛剧烈而持续。

（3）其他症状可有腹胀、食欲不振、恶心、呕吐等。

2. 全身表现　中、重型患者活动期有低热或中等度发热，高热多提示有并发症或见于急性暴发型。重症患者可出现衰弱、低蛋白血症、水和电解质平衡紊乱等表现。

3. 肠外表现本病可伴有一系列肠外表现，包括口腔黏膜溃疡、结节性红斑、外周关节炎、坏疽性脓皮病、虹膜睫状体炎等。

（二）体征患者呈慢性病容，精神状态差，重者呈消瘦贫血貌。轻者仅有左下腹轻压痛，有时可触及痉挛的降结肠和乙状结肠。重症者常有明显腹部压痛和鼓肠。若有反跳痛、腹肌紧张、肠鸣音减弱等应注意中毒性结肠扩张和肠穿孔等并发症。

（三）并发症可并发中毒性结肠扩张、直肠结肠癌变、大出血、急性肠穿孔、肠梗阻等。

（四）临床分型临床上根据本病的病程、严重程度、病变范围和病期进行综合分型。

1．根据病程经过分型①初发型：无既往史的首次发作；②慢性复发型：最多见，发作期与缓解期交替；③慢性持续型：病变范围广，症状持续半年以上；④急性暴发型：少见，病情严重，全身毒血症状明显，易发生大出血和其他并发症。上述后三项可相互转化。

2．根据病情严重程度分型参考 Edwards 和 Truaelove 综合分类法，可分为 3 型。①轻型：多见，腹泻每日 4 次以下，便血轻或无，无发热、脉速，贫血轻或无，血沉正常；②中型：介于轻型和重型之间，腹泻每日在 4 次及以上，仅伴有轻微全身表现；③重型：腹泻每日 6 次以上，有明显黏液血便，体温>37．7℃，至少持续 2 天，脉搏>90 次／min，血红蛋白≤75g／L，血沉加快，短期内体重明显减轻。

3．根据病变范围分型可分为直肠炎、直肠乙状结肠炎、左半结肠炎、全结肠炎以及区域性结肠炎。

4．根据病期分型可分为活动期和缓解期。

【实验室及其他检查】

（一）血液检查可有红细胞和血红蛋白减少。活动期白细胞计数增高，血沉增快和 C 一反应蛋白增高是活动期的标志。重症患者可有血清蛋白下降、凝血酶原时间延长和电解质平衡紊乱。

（二）粪便检查粪便肉眼检查常见血、脓和黏液，显微镜可见多量红、白细胞或脓细胞，急性发作期可见巨噬细胞。

（三）结肠镜检查是本病诊断的最重要手段之一，可直接观察病变肠黏膜并采取活检。内镜下可见病变黏膜充血和水肿，粗糙呈颗粒状，质脆易出血。黏膜上有多发性浅溃疡，散在分布，亦可融合，表面附有脓性分泌物。也可见假息肉形成，结肠袋变钝或消失。

（四）X 线钡剂灌肠检查　可见黏膜粗糙或有细颗粒改变，也可呈多发性小龛影或小的充盈缺损，有时病变肠管缩短，结肠袋消失，肠壁变硬，可呈铅管状。重型或暴发型一般不宜做此检查，以免加重病情或诱发中毒性结肠扩张。

【护理措施】

（一）饮食护理指导患者食用质软、易消化、少纤维素又富含营养、有足够热量的食物，以利于吸收，减轻对肠黏膜的刺激，供给足够的热量，维持机体代谢的需要。避免食用冷饮、水果、多纤维的蔬菜及其他刺激性食物，忌食牛乳和乳制品。急性发作期患者，应进流质或半流质饮食，病情严重者应禁食，按医嘱给予静脉高营养，以改善全身状况。应注意给患者提供良好的进餐环境，避免不良刺激，以增进患者食欲。观察患者进食情况，定期测量体重，监测血红蛋白和清蛋白，了解营养状况的变化。

（二）病情观察严密观察腹痛的性质、部位以及生命体征的变化，以了解病情的进展情况。如腹痛性质突然改变，应注意是否发生大出血、肠梗阻、中毒性结肠扩张、肠穿孔等并发症。

（三）用药护理遵医嘱给予柳氮磺吡啶（SASP）和（或）糖皮质激素，以减轻炎症，使腹痛缓解。注意药物的疗效及不良反应，如应用 SASP 时，患者可出现恶心、呕吐、皮疹、粒细胞减少及再生障碍性贫血等，应嘱患者餐后服药，服药期间定期复查血象；应用糖皮质激素者，要注意激素的副作用，不可随意停药，防止反跳现象。

第三节　肝硬化患者护理精要

【概　述】

肝硬化（cirrhosis of liver）是一种由不同病因引起的慢性进行性弥漫性肝病。病理特点为广泛的肝细胞变性坏死、再生结节形成、结缔组织增生，致使正常肝小叶结构破坏和假小叶形成。临床可有多系统受累，主要表现为肝功能损害和门静脉高压，晚期出现消化道出血、肝性脑病、感染等严重并发症。

在我国，肝硬化是常见疾病和主要死因之一。本病占内科总住院人数的 4．3%～14．2%。患者以青壮年男性多见，35～48 岁为发病高峰年龄，男女比例约为 3．6～8：1。

【临床表现】

肝硬化的病程发展通常比较缓慢，可潜伏 3～5 年或更长时间。临床上分为肝功能代偿期和失代偿期，但两期的界限并不清晰，有时不易划分，现分述如下：

（一）代偿期早期症状轻，以乏力、食欲不振为主要表现，可伴有恶心、厌油腻、腹胀、上腹隐痛及腹泻等。症状常因劳累或伴发病而出现，经休息或治疗可缓解。患者营养状况一般较消瘦，肝轻度大，质地偏硬，可有轻度压痛，脾轻至中度大。肝功能多在正常范围内或轻度异常。

（二）失代偿期主要为肝功能减退和门静脉高压所致的全身多系统症状和体征。

1．肝功能减退的临床表现

（1）全身症状和体征一般状况与营养状况均较差，乏力、消瘦、不规则低热、面色灰暗黝黑（肝病面容）、皮肤干枯粗糙、浮肿、舌炎、口角炎等。

（2）消化道症状食欲减退甚至畏食、进食后上腹饱胀不适、恶心、呕吐、稍进油腻肉食易引起腹泻，因腹水和胃肠积气而腹胀不适。上述症状的出现与胃肠道淤血水肿、消化吸收功能紊乱和肠道菌群失调等因素有关。肝细胞有进行性或广泛性坏死时可出现黄疸。

（3）出血倾向和贫血常有鼻出血、牙龈出血、皮肤紫癜和胃肠出血等倾向，系肝合成凝血因子减少、脾功能亢进和毛细血管脆性增加所致。贫血可因缺铁、缺乏叶酸和维生素 B12、脾功能亢进等因素引起。

（4）内分泌失调

①雌激素增多、雄激素和糖皮质激素减少肝对雌激素的灭活功能减退，故体内雌激素增多。雌激素增多时，通过负反馈抑制腺垂体分泌促性腺激素及促肾上腺皮质激素的功能，致雄激素和肾上腺糖皮质激素减少。雌激素与雄激素比例失调，男性患者常有性欲减退、睾丸萎缩、毛发脱落及乳房发育；女性患者可有月经失调、闭经、不孕等。部分患者出现蜘蛛痣，主要分布在面颈部、上胸、肩背和上肢等上腔静脉引流区域；手掌大小鱼际和指端腹侧部位皮肤发红称为肝掌。肾上腺皮质功能减退，表现为面部和其他暴露部位皮肤色素沉着。

②醛固酮和抗利尿激素增多肝功能减退时对醛固酮和抗利尿激素的灭活作用减弱，致体内醛固酮及抗利尿激素增多。醛固酮作用于远端肾小管，使钠重吸收增加；抗利尿激素作用于集合管，使水的重吸收增加。水钠潴留导致尿少、浮肿，并促进腹水形成。

2．门静脉高压的临床表现门静脉高压症的三大临床表现是脾大、侧支循环的建立和开放、腹水。

（1）脾大门静脉高压致脾静脉压力增高，脾淤血而肿大，一般为轻、中度大，有时可为巨脾。上消化道大量出血时，脾脏可暂时缩小，待出血停止并补足血容量后，脾脏再度增大。晚期脾大常伴有对血细胞破坏增加，使周围血中白细胞、红细胞和血小板减少，称为脾功能亢进。

（2）侧支循环的建立和开放正常情况下，门静脉系与腔静脉系之间的交通支很细小，血流量很少。门静脉高压形成后，来自消化器官和脾脏的回心血液流经肝脏受阻，使门腔静脉交通支充盈扩张，血流量增加，建立起侧支循环。临床上重要的侧支循环有：①食管下段和胃底静脉曲张，主要是门静脉系的胃冠状静脉和腔静脉系的食管静脉、奇静脉等沟通开放，常在恶心、呕吐、咳嗽、负重等使腹内压突然升高，或因粗糙食物机械损伤、胃酸反流腐蚀损伤时，导致曲张静脉破裂出血，出现呕血、黑便及休克等表现；②腹壁静脉曲张，由于脐静脉重新开放，与附脐静脉、腹壁静脉等连接，在脐周和腹壁可见迂曲静脉以脐为中心向上及下腹壁延伸；③痔核形成，为门静脉系的直肠上静脉与下腔静脉系的直肠中、下静脉吻合扩张形成，破裂时引起便血。

（3）腹水是肝硬化肝功能失代偿期最为显著的临床表现。腹水出现前，常有腹胀，以饭后明显。大量腹水时腹部隆起，腹壁绷紧发亮，患者行动困难，可发生脐疝，膈抬高，出现呼吸困难、心悸。部分患者伴有胸腔积液。腹水形成的因素有：①门静脉压力增高：使腹腔脏器毛细血管床静水压增高，组织间液回吸收减少而漏入腹腔；②低白蛋白血症：系指血浆白蛋白低于 30g / L，肝功能减退使白蛋白合成减少及蛋白质摄入和吸收障碍，低白蛋白血症时血浆胶体渗透压降低，血管内液外渗；③肝淋巴液生成过多：肝静脉回流受阻时，肝内淋巴液生成增多，超过胸导管引流能力，淋巴管内压力增高，使大量淋巴液自肝包膜和肝门淋巴管渗出至腹腔；④抗利尿激素及继发性醛固酮增多，引起水钠重吸收增加；⑤肾脏因素：有效循环血容量不足致肾血流量减少，肾小球滤过率降低，排钠和排尿量减少。

3．肝脏情况早期肝脏增大，表面尚平滑，质中等硬；晚期肝脏缩小，表面可呈结节状，质地坚硬；一般无压痛，但在肝细胞进行性坏死或并发肝炎和肝周围炎时可有压痛与叩击痛。

（三）并发症

1．上消化道出血为本病最常见的并发症。由于食管下段或胃底静脉曲张破裂，引起突然大量的呕血和黑便，常引起出血性休克或诱发肝性脑病，死亡率高。应注意鉴别的是，部分肝硬化患者上消化道出血的原因系并发急性胃黏膜糜烂或消化性溃疡。

2．感染 由于患者抵抗力低下、门腔静脉侧支循环开放等因素，增加细菌入侵繁殖机会，易并发感染如肺炎、胆道感染、大肠杆菌败血症、自发性腹膜炎等。自发性腹膜炎系指腹腔内无脏器穿孔的急性腹膜细菌性感染。其主要原因是肝硬化时单核一吞噬细胞的噬菌作用减弱，肠道内细菌异常繁殖并经由肠壁进入腹膜腔，以及带菌的淋巴液漏入腹腔引起感染，致病菌多为革兰阴性杆菌。患者可出现发热、腹痛、腹胀、腹膜刺激征、腹水迅速增长或持续不减，少数病例发生中毒性休克。

3．肝性脑病是晚期肝硬化的最严重并发症。详见本章“肝性脑病”一节。

4．原发性肝癌肝硬化患者短期内出现肝脏迅速增大、持续性肝区疼痛、腹水增多且为血性、不明原因的发热等，应考虑并发原发性肝癌，需做进一步检查。

5．功能性肾衰竭又称肝肾综合征。表现为少尿或无尿、氮质血症、稀释性低钠血症和低尿钠，但肾无明显器质性损害。主要由于肾血管收缩和肾内血液重新分布，导致肾皮质血流量和肾小球滤过率下降等因素引起。

6．电解质和酸碱平衡紊乱出现腹水和其他并发症后患者电解质紊乱趋于明显，常见的如：①低钠血症：长期低钠饮食致原发性低钠，长期利尿和大量放腹水等致钠丢失，抗利尿激素增多使水潴留超过钠潴留而致稀释性低钠；②低钾低氯血症与代谢性碱中毒：进食少、呕吐、腹泻、长期应用利尿剂或高渗葡萄糖液、继发性醛固酮增多等可引起低钾低氯，而低钾低氯血症可致代谢性碱中毒，诱发肝性脑病。

【实验室及其他检查】

（一）血常规代偿期多正常，失代偿期常有不同程度的贫血。脾功能亢进时白细胞和血小板计数亦减少。

（二）尿常规代偿期正常，失代偿期可有蛋白尿、血尿和管型尿。有黄疸时可有胆红素，尿胆原增加。

（三）肝功能试验代偿期正常或轻度异常，失代偿期多有异常。重症患者血清胆红素增高，胆固醇酯低于平常。转氨酶轻、中度增高，一般以 ALT（GPT）增高较显著，但肝细胞严重坏死时则 AST（130T）活力常高于 ALT。血清总蛋白正常、降低或增高，但白蛋白降低，球蛋白增高，白蛋白 / 球蛋白比例降低或倒置；在血清蛋白电泳中，白蛋白减少，T-球蛋白显著增高。凝血酶原时间有不同程度延长。因纤维组织增生，血清III型前胶原肽（PIIIP）、透明质酸等常显著增高。肝储备功能试验如氨基比林、吲哚菁绿（1CG）清除试验示不同程度潴留。

（四）免疫功能检查血清 IgG 显著增高，T 淋巴细胞数常低于正常；可出现抗核抗体、抗平滑肌抗体等非特异性自身抗体；病因为病毒性肝炎者，乙型、丙型或乙型加丁型肝炎病毒标记可呈阳性反应。

（五）腹水检查一般为漏出液，并发自发性腹膜炎、结核性腹膜炎或癌变时腹水性质发生相应变化。

（六）影像学检查 X 线钡餐检查示食管静脉曲张者钡剂在黏膜上分布不均，显示虫蚀样或蚯蚓状充盈缺损，纵行黏膜皱襞增宽；胃底静脉曲张时钡剂呈菊花样充盈缺损。超声显像可显示肝大小和外形改变，脾大，门静脉高压症时可见门静脉、脾静脉直径增宽，有腹水时可见液性暗区。CT 和 MRI 检查可显示肝脾形态改变、腹水。放射陛核素检查可见肝摄取核素稀疏，脾核素浓集等。

（七）纤维内镜检查可窥知静脉曲张及其分布和程度。

（八）腹腔镜检查可直接观察肝脾情况，在直视下对病变明显处进行穿刺做活组织检查。

【护理措施】

（一）饮食治疗的护理既保证饮食营养又遵守必要的饮食限制是改善肝功能、延缓病情进展的基本措施。应向患者及家属说明导致营养状况下降的有关因素、饮食治疗的意义及原则，与患者共同制定符合治疗需要而又为其接受的饮食计划。饮食治疗原则：高热量、高蛋白质、高维生素、易消化饮食，并根据病情变化及时调整。

1．蛋白质是肝细胞修复和维持血浆清蛋白正常水平的重要物质基础，应保证其摄入量。蛋白质来源以豆制品、鸡蛋、牛奶、鱼、鸡肉、瘦猪肉为主。血氨升高时应限制或禁食蛋白质，待病情好转后再逐渐增加摄入量，并应选择植物蛋白，例如豆制品，因其含蛋氨酸、芳香氨基酸和产氨氨基酸较少。

2．维生素　新鲜蔬菜和水果含有丰富的维生素，例如西红柿、柑橘等富含维生素C，日常食用可保证维生素的摄取。

3．限制水钠有腹水者应低盐或无盐饮食，钠限制在每日500～800mg（氯化钠1．2～2．0g），进水量限制在每日1 000ml左右。应向患者介绍各种食物的成分，例如：高钠食物有咸肉、酱菜、酱油、罐头食品、含钠味精等，应尽量少食用；含钠较少的食物有粮谷类、瓜茄类、水果等；含钾多的食物有水果、硬壳果、马铃薯、干豆、肉类等。评估患者有无不恰当的饮食习惯而加重水钠潴留，切实控制钠和水的摄入量。限钠饮食常使患者感到食物淡而无味，可适量添加柠檬汁、食醋等，改善食品的调味，以增进食欲。

4．避免损伤曲张静脉食管胃底静脉曲张者应食菜泥、肉末、软食，进餐时细嚼慢咽，咽下的食团宜小且外表光滑，切勿混入糠皮、硬屑、鱼刺、甲壳等，药物应磨成粉末，以防损伤曲张的静脉导致出血。

5．营养支持必要时遵医嘱给予静脉补充足够的营养，如高渗葡萄糖液、复方氨基酸、白蛋白或新鲜血。

6．状况监测经常评估患者的饮食和营养状况，包括每日的食品和进食量，体重和实验室检查有关指标的变化。

（二）水肿的护理

1．休息和体位多卧床休息，卧床时尽量取平卧位，以增加肝、肾血流量，改善肝细胞的营养，提高肾小球滤过率。可抬高下肢，以减轻水肿。阴囊水肿者可用托带托起阴囊，以利水肿消退。大量腹水者卧床时可取半卧位，以使膈下降，有利于呼吸运动，减轻呼吸困难和心悸。

2．避免腹内压骤增大量腹水时，应避免腹内压突然剧增的因素，例如剧烈咳嗽、打喷嚏、用力排便等。

3．用药护理使用利尿剂时应特别注意维持水电解质和酸碱平衡。利尿速度不宜过快，以每日体重减轻不超过0．5kg为宜。

4．病情监测观察腹水和下肢水肿的消长，准确记录出入量，测量腹围、体重，并教会患者正确的测量和记录方法。进食量不足、呕吐、腹泻者，或遵医嘱应用利尿剂、放腹水后更应密切观察。监测血清电解质和酸碱度的变化，以及时发现并纠正水电解质、酸碱平衡紊乱，防止肝性脑病、功能性肾衰竭的发生。

（三）腹腔穿刺放腹水的护理术前说明注意事项，测量体重、腹围、生命体征，排空膀胱以免误伤；术中及术后监测生命体征，观察有无不适反应；术毕用无菌敷料覆盖穿刺部位，如有溢液可用吸收性明胶海绵处置；术毕缚紧腹带，以免腹内压骤然下降；记录抽出腹水的量、性质和颜色，标本及时送检。

（四）肝硬化患者的精神、体力状况随病情进展而减退，疲倦乏力、精神不振逐渐加重，严重时衰弱而卧床不起。应根据病情适当安排休息和活动。代偿期患者无明显的精神、体力减退，可参加轻工作，避免过度疲劳；失代偿期患者以卧床休息为主，但过多的躺卧易引起消化不良、情绪不佳，故应视病情安排适量的活动，活动量以不感到疲劳、不加重症状为度。

（五）皮肤护理肝硬化患者因常有皮肤干燥、浮肿、有黄疸时可有皮肤瘙痒、长期卧床等因素，易发生皮肤破损和继发感染。除常规的皮肤护理、预防压疮措施外，应注意沐浴时避免水温过高，或使用有刺激性的皂类和沐浴液，沐浴后可使用性质柔和的润肤露，以减轻皮肤干燥和瘙痒；皮肤瘙痒者给予止痒处理，嘱患者勿用手抓搔，以免皮肤破损。

第四节　肝性脑病患者护理

【概　述】

肝性脑病（hepatic encephalopathy，HE）过去称肝性昏迷（hepatic COma），是严重肝病引起的、以代谢紊乱为基础的中枢神经系统功能失调的综合病症，其主要临床表现是意识障碍、行为失常和昏迷。若脑病的发生是由于门静脉高压、广泛门腔静脉侧支循环形成所致，则称为门体分流性脑病（poxtal systcmic encephalopathy，PSE）。无明显临床表现和生化异常，仅能用精细的拉力试验和（或）电生理检测才能作出诊断的肝性脑病，称为亚临床或隐性肝性脑病（subclinical or latent HE）。

【临床表现】

肝性脑病的临床表现常因原有肝病的性质、肝细胞损害的轻重缓急以及诱因的不同而很不一致。一般根据意识障碍程度、神经系统表现和脑电图改变，将肝性脑病由轻到重分为四期。

（一）一期（前驱期）　轻度性格改变和行为异常，如欣快激动或淡漠少言、衣冠不整或随地便溺。应答尚准确，但吐词不清楚且较缓慢。可有扑翼样震颤，即嘱患者两臂平伸，肘关节固定，手掌向背侧伸展，手指分开时，可见到手向外侧偏斜，掌指关节、腕关节，甚至肘与肩关节急促而不规则地扑击样抖动。脑电图多数正常。此期历时数日或数周，有时症状不明显，易被忽视。

（二）二期（昏迷前期）　以意识错乱、睡眠障碍、行为异常为主要表现。前一期的症状加重。定向力和理解力均减退，对时间、地点、人物的概念混乱，不能完成简单的计算和智力构图，言语不清、书写障碍、举止反常，并多有睡眠时间倒错，昼睡夜醒，甚至有幻觉、恐惧、狂躁而被视为一般精神病。患者有明显神经体征，如腱反射亢进、肌张力增高、踝阵挛及 Babinsh 征阳性等。此期扑翼样震颤存在，脑电图有特异性异常。患者可出现不随意运动及运动失调。

（三）三期（昏睡期）　以昏睡和精神错乱为主，大部分时间患者呈昏睡状态，但可以唤醒，醒时尚可应答，但常有神志不清和幻觉。各种神经体征持续或加重，肌张力增高，四肢被动运动常有抵抗力，锥体束征常阳性。扑翼样震颤仍可引出，脑电图有异常波形。

（四）四期（昏迷期）　神志完全丧失，不能唤醒。浅昏迷时，对疼痛等强刺激尚有反应，腱反射和肌张力仍亢进，由于患者不能合作，扑翼样震颤无法引出；深昏迷时，各种反射消失，肌张力降低，瞳孔常散大，可出现阵发性惊厥、踝阵挛和换气过度。脑电图明显异常。

以上各期的分界常不清楚，前后期临床表现可有重叠，其程度可因病情发展或治疗好转而变化。少数慢性肝性脑病患者还可因中枢神经系统不同部位有器质性损害而出现暂时性或永久性智能减退、共济失调、锥体束征阳性或截瘫。

亚 f 临床或隐性肝性脑病患者，由于没有临床表现而被视为健康人，但在驾驶各种交通工具时，有发生交通事故的危险。肝功能损害严重的肝性脑病患者有明显黄疸、出血倾向和肝臭，易并发各种感染、肝肾综合征和脑水肿等。

【实验室及其他检查】

（一）血氨正常人空腹静脉血氨为 40～70μg/dl，动脉血氨含量为静脉血的 0．5～2 倍。慢性肝性脑病特别是门体分流性脑病患者多有血氨增高；急性肝衰竭所致脑病的血氨多正常。

（二）脑电图检查典型改变为节律变慢，主要出现普遍性每秒 4～7 次 δ 波或三相波，也可有每秒 1～3 次的 S 波。对诊断和预后的判断有意义。

（三）简易智力测验测验内容包括书写、构词、画图、搭积木、用火柴搭五角星等，常规使用的数字连接试验和符号数字试验，结果容易计量，便于随访。简易智力测验对于诊断早期肝性脑病包括亚临床肝性脑病最有价值。

【护理措施】

（一）意识模糊的护理

1．严密观察病情变化密切注意肝性脑病的早期征象，如患者有无冷漠或欣快、理解力和近期记忆力减退、行为异常（哭泣、叫喊、当众便溺）以及扑翼样震颤。观察患者思维及认知的改变，采用给患者刺激，定期唤醒等方法判断其意识障碍的程度。监测并记录患者生命体征及瞳孔变化。定期复查血氨、肝肾功能、电解质。

2．加强临床护理，提供情感支持尽量安排专人护理，训练患者的定向力，利用电视、收音机、报纸、探视者等提供环境刺激。对烦躁患者应注意保护，可加床栏，必要时使用约束带，防止发生坠床及撞伤等意外。在患者清醒时向其讲解意识模糊的原因，安慰患者，尊重患者的人格，切忌嘲笑患者的异常行为。

3．去除和避免诱发因素应协助医生迅速去除本次发病的诱发因素，并注意避免其他诱发因素。

（1）避免应用催眠镇静药、麻醉药等，因其可直接抑制大脑和呼吸中枢，造成缺氧。脑细胞缺氧又可降低脑对氨毒的耐受性。

（2）避免快速利尿和大量放腹水，及时处理严重的呕吐和腹泻，以防止有效循环血容量减少、大量蛋白质丢失及水电解质平衡紊乱，加重肝脏损害。

（3）防止感染，机体感染一方面加重肝脏吞噬、免疫和解毒功能的负荷，另一方面使组织分解代谢提高而增加产氨和机体耗氧量。故发生感染时，应遵医嘱及时、准确地应用抗生素，有效控制感染。

（4）禁止大量输液，过多液体可引起低血钾、稀释性低血钠、脑水肿等，从而加重肝性脑病。

（5）保持大便通畅，防止便秘。肝性脑病患者由于肠蠕动减弱、长期卧床等因素，易发生便秘。便秘使含氨、胺类和其他有毒物质与结肠黏膜接触时间延长，促进毒物的吸收，可采用灌肠和导泻的方法清除肠内毒物。灌肠应使用生理盐水或弱酸性溶液（生理盐水 1～2L 加用食醋 100ml）；忌用肥皂水，因其为碱性，可增加氨的吸收。

（6）积极预防和控制上消化道出血，上消化道出血可使肠道产氨增多，从而使血氨增高而诱发本病，故出血停止后也应灌肠和导泻，以清除肠道内积血，减少氨的吸收。

（7）禁食或限食者，避免发生低血糖。因葡萄糖是大脑产生能量的重要燃料，低血糖时能量减少，脑内去氨活动停滞，氨的毒性增加。

4．合理饮食因食物中的蛋白质可被肠菌的氨基酸氧化酶分解产生氨，故肝性脑病患者应限制蛋白质的摄入。在发病开始数日内禁食蛋白质，每日供给足够的热量和维生素，以碳水化合物为主要食物，可口服蜂蜜、葡萄糖、果汁、面条、稀饭等。昏迷患者以鼻饲

25%葡萄糖液供给热量。以减少体内蛋白质分解。糖类可促使氨转变为谷氨酰胺，有利于降低血氨。注意胃排空不良时应停止鼻饲，改用深静脉插管滴注25%葡萄糖溶液维持营养。患者神志清楚后，可逐步增加蛋白质饮食，每天20g，以后每3～5天增加10g，但短期内不能超过40—50g / d，以植物蛋白为好。因植物蛋白含支链氨基酸较多，而含蛋氨酸、芳香族氨基酸较少，且能增加粪氮排泄。此外，植物蛋白含非吸收性纤维，被肠菌酵解产酸有利于氨的排除，并有利于通便。脂肪可延缓胃的排空，应尽量少用。不宜用维生素B6，因其可使多巴在周围神经处转为多巴胺，影响多巴进入脑组织，减少中枢神经系统的正常传导递质。

5. 用药护理

（1）应用谷氨酸钾和谷氨酸钠时，两者比例应根据血清钾、钠浓度和病情而定。患者尿少时少用钠剂，明显腹水和水肿时慎用钠剂。

（2）应用精氨酸时，滴注速度不宜过快，否则可出现流涎、呕吐、面色潮红等反应。因精氨酸呈酸性，含氯离子，不宜与碱性溶液配伍使用。

（3）乳果糖因在肠内产气较多，可引起腹胀、腹绞痛、恶心、呕吐及电解质紊乱等，应用时应从小剂量开始。

（4）长期服用新霉素的患者中少数可出现听力或肾功能损害，故服用新霉素不宜超过一个月，用药期间应做好听力和肾功能的监测。

（5）大量输注葡萄糖的过程中，必须警惕低钾血症、心力衰竭和脑水肿。

6. 昏迷患者的护理

（1）患者取仰卧位，头略偏向一侧以防舌后坠阻塞呼吸道。

（2）保持呼吸道通畅，深昏迷患者应作气管切开以排痰，保证氧气的供给。

（3）做好口腔、眼部的护理，对眼睑闭合不全角膜外露的患者可用生理盐水纱布覆盖眼部。保持床褥干燥、平整，定时协助患者翻身，按摩受压部位，防止压疮。

（4）尿潴留患者给予留置导尿，并详细记录尿量、颜色、气味。

（5）给患者做肢体的被动运动，防止静脉血栓形成及肌肉萎缩。

（二）照顾者角色困难的护理

1．评估照顾者存在的困难和应对能力 与照顾者建立良好的关系，了解他们的基本情况，如年龄、教育程度、护理知识、经济实力、在家庭中的地位等，以及存在的具体困难，如时间上、体力上、经济上、照顾知识和能力上的困难，或是家庭成员间的关系等，以正确估计照顾者所具备的应对能力。

2．给照顾者提供各种社会支持对照顾者表示关心和信任，给予情感上的支持。对其照顾患者所起的重要作用给予积极肯定，使其确定自我价值。与照顾者讨论其他可能的资源和社会支持，如患者的工作单位、居委会等。告诉照顾者一些可以利用的条件，如社区服务设施、交通情况等。帮助解决经济上的困难或安排人力分担照顾任务。

3．协助照顾者制定照顾计划 与照顾者一起讨论护理问题，让其了解本病的特点，做好充分的心理准备。帮助照顾者合理安排时间，制定一个切实可行的照顾计划，将各种需要照顾的内容和方法进行讲解和示范，帮助照顾者进入角色。

第五节 急性胰腺炎患者护理

【概 述】

急性胰腺炎（acute pancreatitis）是指胰腺分泌的消化酶引起胰腺组织自身消化的化学性炎症。临床主要表现为急性上腹痛、发热、恶心、呕吐、血和尿淀粉酶增高，重症伴腹膜炎、休克等并发症。本病可见于任何年龄，但以青壮年居多。

【临床表现】

急性胰腺炎的临床表现和病程，取决于其病因、病理类型，以及治疗是否及时。水肿型胰腺炎症状相对较轻，有自限性；出血坏死型胰腺炎起病急骤，症状严重，可于数小时内猝死。

（一）症状

1．腹痛为本病的主要表现和首发症状，常在暴饮暴食或酗酒后突然发生。疼痛剧烈而持续，呈钝痛、钻痛、绞痛或刀割样痛，可有阵发性加剧。腹痛常位于中上腹，向腰背部呈带状放射，取弯腰抱膝位可减轻疼痛，一般胃肠解痉药无效。水肿性腹痛一般3～5

天后缓解。出血坏死型腹部剧痛，持续较长，由于渗液扩散可引起全腹痛。极少数患者腹痛极轻微或无腹痛。

2. 恶心、呕吐及腹胀起病后多出现恶心、呕吐，大多频繁而持久，吐出食物和胆汁，呕吐后腹痛并不减轻。常同时伴有腹胀，甚至出现麻痹性肠梗阻。

3. 发热多数患者有中度以上发热，一般持续 3～5 天。若持续发热一周以上并伴有白细胞升高，应考虑有胰腺脓肿或胆道炎症等继发感染。

4. 水电解质及酸碱平衡紊乱多有轻重不等的脱水，呕吐频繁者可有代谢性碱中毒。出血坏死型者可有显著脱水和代谢性酸中毒，伴血钾、血镁、血钙降低。

5. 低血压和休克见于出血坏死性胰腺炎，极少数患者可突然出现休克，甚至发生猝死。亦可逐渐出现，或在有并发症时出现。其主要原因为有效循环血容量不足、胰腺坏死释放心肌抑制因子致心肌收缩不良、并发感染和消化道出血等。

（二）体征

1. 急性水肿型胰腺炎腹部体征较轻，多数有上腹压痛，但无腹肌紧张和反跳痛，可有肠鸣音减弱。

2. 急性出血坏死型胰腺炎患者常呈急性重病面容，痛苦表情，脉搏增快，呼吸急促，血压下降。出现急性腹膜炎体征，腹肌紧张、全腹显著压痛和反跳痛，伴麻痹性肠梗阻时有明显腹胀、肠鸣音减弱或消失。可出现移动性浊音，腹水多呈血性。少数患者由于胰酶或坏死组织液沿腹膜后间隙渗到腹壁下，致两侧腰部皮肤呈暗灰蓝色，称 Grey-rurner 征，或出现脐周围皮肤青紫，称 Cullen 征。如有胰腺脓肿或假性囊肿形成，上腹部可扪及肿块。胰头炎性水肿压迫胆总管时，可出现黄疸。低血钙时有手足抽搐，提示预后不良。

（三）并发症主要见于出血坏死性胰腺炎。局部并发症有胰腺脓肿和假性囊肿。全身并发症常在病后数天出现，如并发急性肾衰竭、急性呼吸窘迫综合征、心力衰竭、消化道出血、肝性脑病、弥散性血管内凝血、肺炎、败血症、糖尿病等，病死率极高。

【实验室及其他检查】

（一）白细胞计数多有白细胞增多及中性粒细胞核左移。

（二）血清淀粉酶血清淀粉酶一般在起病后 6～12h 开始升高，48h 后开始下降，持续 3～5 天。血清淀粉酶超过正常值 5 倍即可诊断本病，但淀粉酶的高低不一定反映病情轻重，出血坏死型胰腺炎血清淀粉酶值可正常或低于正常。尿淀粉酶升高较晚，常在发病后 12～14h 开始升高，持续 1～2 周逐渐恢复正常，但尿淀粉酶受患者尿量的影响。

（三）血清脂肪酶测定血清脂肪酶常在病后 24～72h 开始升高，持续 7～10 天，超过 1．5u / L（Cherry-Crandall 法）时有意义。

（四）血清正铁血清蛋白　出血坏死型胰腺炎起病 72h 内常为阳性。

（五）其他生化检查可有血钙降低，若低于 1．5mmot / L 则预后不良。血糖升高较常见，持久空腹血糖高于 10mmol / L 反映胰腺坏死。此外，可有血清 AST、LDH 增加，血清蛋白降低。

（六）影像学检查腹部 X 线平片可见肠麻痹或麻痹性肠梗阻征象；腹部 B 超与 CT 显像可见胰腺弥漫增大，其轮廓与周围边界模糊不清，坏死区呈低回声或低密度图像，对并发胰腺脓肿或假性囊肿的诊断有帮助。

【护理措施】

（一）腹痛的护理

1．休息与体位患者应绝对卧床休息，以降低机体代谢率，增加脏器血流量，促进组织修复和体力恢复。协助患者取弯腰、屈膝侧卧位，以减轻疼痛。因剧痛辗转不安者应防止坠床，周围不要有危险物，以保证安全。

2．禁饮食和胃肠减压多数患者需禁食 1～3 天，明显腹胀者需行胃肠减压，其目的在于减少胃酸分泌，进而减少胰液分泌，以减轻腹痛和腹胀。应向患者及家属解释禁食的意义，患者口渴时可含漱或湿润口唇，并做好口腔护理。

3．缓解疼痛遵医嘱给予解痉止痛药，如阿托品能抑制腺体分泌，解除胃、胆管及胰管痉挛，但持续应用时应注意有无心动过速等不良反应。止痛效果不佳时遵医嘱配合使用其他止痛药如哌替啶。禁用吗啡，以防引起 Oddi 括约肌痉挛，加重病情。注意用药后疼痛有无减轻，疼痛的性质和特点有无改变。若疼痛持续存在伴高热，则应考虑是否并发胰腺脓肿；如疼痛剧烈，腹肌紧张、压痛和反跳痛明显，提示并发腹膜炎，应报告医师及时处理。指导并协助患者采用非药物止痛方法，如松弛疗法、皮肤刺激疗法等。

（二）有体液不足的危险的护理

1．病情观察　注意观察呕吐物的量及性质。行胃肠减压者，观察和记录引流量及性质。观察患者皮肤黏膜色泽、弹性有无变化，判断失水程度。准确记录24h出入量，作为补液的依据。定时留取标本，监测血、尿淀粉酶、血糖、血清电解质的变化，做好动脉血气分析的测定。出血坏死型胰腺炎患者应注意有无多器官功能衰竭的表现。

2．维持水、电解质平衡禁食患者每天的液体大量常需达3 000ml以上。根据患者脱水程度、年龄和心肺功能调节输液速度，及时补充因呕吐、发热和禁食所丢失的液体和电解质，纠正酸碱平衡失调。

3．防止低血容量性休克定时测量患者的体温、血压、脉搏、呼吸，特别注意患者血压、神志及尿量的变化，如出现神志改变、血压下降、尿量减少、皮肤黏膜苍白、冷汗等低血容量性休克的表现，应积极配合医生进行抢救：①迅速准备好抢救用物如静脉切开包、人工呼吸器、气管切开包等；②患者取平卧位，注意保暖，给予氧气吸入；③保持通畅的静脉通路，必要时静脉切开，按医嘱输注液体、血浆或全血，补充血容量。根据血压调整给药速度，必要时测定中心静脉压，以决定输液量和速度；④如循环衰竭持续存在，按医嘱给予升压药。

（三）发热的护理

1．监测体温和血象改变随时观察患者体温的变化，注意热型及体温升高的程度。监测血象中白细胞计数和分类的变化。

2．高热的护理高热时可采用头部冰敷、酒精擦浴等物理降温的方法，并观察降温效果。注意定期进行病房的空气消毒，减少探视人员，协助患者做好皮肤、口腔的清洁护理。

3．遵医嘱用药遵医嘱使用抗生素，严格执行无菌操作。

第六节　结核性腹膜炎患者的护理

【临床表现】

本病由于病理类型不同，病变活动性及机体反应性不一，临床表现各异，多数起病缓慢，少数起病急骤，以急性腹痛、高热为主要表现。

（一）症状

1．全身症状结核病的毒血症状，主要是发热和盗汗。多数为低热和中等热，且 1 / 3 患者有弛张热，少数可有稽留热。高热伴有明显毒血症者，主要见于渗出型、干酪型，或伴有粟粒性肺结核、干酪性肺炎等严重结核病的患者。部分患者可有食欲不振、体重减轻、贫血等表现。

2．腹部症状

（1）腹痛、腹胀早期腹痛不明显，以后可出现持续性隐痛或钝痛，约有 2 / 3 的患者可出现不同程度的腹痛，疼痛多位于脐周、下腹、有时在全腹部。当患者出现急腹症时，应考虑是否因肠系膜淋巴结或腹腔其他结核干酪样坏死病灶溃破后，引起的急性腹膜炎，也可由肠结核急性肠穿孔等原因所致。多数患者有腹胀感，可因结核病中毒症状或腹膜炎伴有的肠功能紊乱引起。

（2）腹泻、便秘腹泻常见，一般每天不超过 3—4 次，粪便呈糊状，有时腹泻与便秘交替出现。

（二）体征

1．全身状况患者呈慢性病容，后期有明显的营养不良，表现为消瘦、水肿、苍白、口角炎等。

2．腹部压痛与反跳痛绝大多数患者均有不同程度的压痛，一般较轻微，少数压痛明显并有反跳痛，后者多见于干酪型。

3．腹壁柔韧感是由于腹膜受到轻度刺激或慢性炎症所造成的，可见于本病的各型，但一般认为是粘连型结核性腹膜炎的临床特征。

4．腹部包块见于粘连型或干酪型，常由增厚的大网膜、肿大的肠系膜淋巴结、粘连成团的肠曲或干酪样坏死脓分泌物积聚而成。常位于脐周，大小不一，边缘不整，表面粗糙呈结节感，不易推动。

5．腹水多为少量至中量腹水，腹水超过 1 000ml 时可出现移动性浊音。

（三）并发症肠梗阻多见，主要发生在粘连型结核性腹膜炎。也可发生急性肠穿孔、肠瘘及腹腔脓肿。

【实验室及其他检查】

（一）血象、血沉与结核菌素试验部分患者有轻度至中度贫血，多为浆细胞正色素性贫血。白细胞计数大多正常或稍偏高，少数偏低。干酪型患者或腹腔结核病灶急性扩散时，白细胞计数增高。多数患者血沉增快，可作为活动性病变的简易指标。结核菌素试验呈强阳性对诊断本病有意义，但在一些重症患者可呈阴性。

（二）腹水检查腹水多为草黄色渗出液，少数为淡血色，偶见乳糜性，比重一般超过 1．016，蛋白质含量在 30g／L 以上，白细胞计数超过 500×106／L，以淋巴细胞为主。但有时因低白蛋白血症，或合并肝硬化，腹水性质可接近漏出液。如果腹水葡萄糖<3．4mmol／L、pH<7．35，提示细菌感染；若腹水腺苷脱氨酶活性增高，可能是结核性腹膜炎。腹水浓缩株结核分枝杆菌或结核分枝杆菌培养阳性率均低，腹水动物接种阳性率则可达 50％以上，但费时较长。

（三）X 线检查腹部 X 线平片检查有时可见钙化影，提示钙化的肠系膜淋巴结结核。胃肠 X 线钡餐检查可发现肠粘连、肠结核、肠瘘、肠腔外肿块等征象，对本病有辅助诊断的价值。必要时可行腹部 CT 检查。

（四）腹腔镜检查可窥见腹膜、网膜、内脏表面有散在或聚集的灰白色结节，浆膜混浊粗糙，活组织检查有确诊价值。此项检查一般适用于有游离腹水的患者，禁用于腹膜有广泛粘连者。

【护理措施】

（一）休息与活动提供安静、舒适的环境，让患者卧床休息，保证充足的睡眠，减少活动，以降低代谢，减少毒素的吸收。

（二）协助患者减轻疼痛教会患者放松技巧，如深呼吸、全身肌肉放松等，以减轻疼痛。也可用热敷、艾灸足三里等方法减轻疼痛。

（三）观察疼痛特点密切观察腹痛的部位、性质及持续时间，对骤起急腹痛要考虑腹腔内其他结核病灶破溃或并发肠梗阻和肠穿孔等，应及时报告医生作紧急处理。

（四）用药护理遵医嘱给予抗结核药物，注意用药后的效果和副作用，如长期应用抗结核药，可致恶心、呕吐等胃肠道反应，并引起听力、肝肾功能损害，故应定期监测患者的听力及肝肾功能，如有异常及时报告医生调整药物和药量。

（五）帮助患者树立治疗的信心，保持心情舒畅，提供舒适的进食环境，保持口腔清洁，以促进患者的食欲。提供高热量、高蛋白、高维生素、易消化饮食，如新鲜蔬菜、水果、鲜奶、豆制品、肉类及蛋类等，以增强机体抗病能力。定期监测患者体重、血红蛋白等营养指标。

第九章　内分泌代谢性疾病患者护理

第一节　腺垂体功能减退症患者护理

【概　述】

腺垂体功能减退症是由于腺垂体激素分泌减少或缺乏所致的复合症群，可以是单种激素减少如生长激素（GH）、催乳素（PRL）缺乏或多种激素如促性腺激素（Gn）、促甲状腺激素（TSH）、促肾上腺皮质激素（ACTH）同时缺乏。腺垂体功能减退症可原发于垂体病变，或继发于下丘脑病变，表现为甲状腺、肾上腺、性腺等功能减退和（或）蝶鞍区占位性病变。临床表现变化较大，容易造成诊断延误，但补充所缺乏的激素治疗后症状可迅速缓解。

【临床表现】

据估计，约50%以上腺垂体组织破坏后才有症状，75%破坏时有明显临床表现，破坏达95%可有严重垂体功能减退。最早表现为促性腺激素、生长激素和催乳素缺乏；促甲状腺激素缺乏次之；然后可伴有ACTH缺乏。希恩综合征患者多表现为全垂体功能减退，但无占位性病变表现。垂体功能减退主要表现为各靶腺（性腺、甲状腺、肾上腺）功能减退。

（一）性腺功能减退常最早出现。女性多有产后大出血、休克、昏迷病史，表现为产后无乳、乳房萎缩、月经不再来潮、性欲减退、不育、性交痛等；检查有阴道分泌物减少，外阴、子宫和阴道萎缩，毛发脱落，尤以阴毛、腋毛为甚。成年男子性欲减退、勃起功能障碍，检查睾丸松软缩小，胡须、腋毛和阴毛稀少，无男性气质，皮脂分泌减少，骨质疏松。

（二）甲状腺功能减退患者怕冷、嗜睡、思维迟钝、精神淡漠，皮肤干燥变粗、苍白、少汗、弹性差。严重者可呈黏液性水肿、食欲减退、便秘、抑郁、精神失常、心率缓慢等。

（三）肾上腺皮质功能减退患者常有明显疲乏、软弱无力、食欲不振、恶心、呕吐、体重减轻，血压偏低。因黑色素细胞刺激素减少可有皮肤色素减退，面色苍白，乳晕色素浅淡，有别于慢性肾上腺功能减退症。对胰岛素敏感者可有血糖降低，生长激素缺乏可加重低血糖发作。

（四）垂体功能减退性危象（简称垂体危象）　在全垂体功能减退症基础上，各种应激如感染、败血症、腹泻、呕吐、失水、饥饿、寒冷、急性心肌梗死、脑卒中、手术、外伤、麻醉及使用镇静剂、催眠药、降糖药等均可诱发垂体危象。临床表现为：①高热型（体温>40℃）；②低温型（体温<300C）；③低血糖型；④低血压、循环虚脱型；⑤水中毒型；⑥混合型。各种类型可伴有相应的症状，突出表现为循环系统、消化系统和神经精神方面的症状，如高热、循环衰竭、休克、恶心、呕吐、头痛、神志不清、谵妄、抽搐、昏迷等严重垂危状态。

另外，生长激素不足成人一般无特殊症状，儿童可引起侏儒症。垂体内或其附近肿瘤压迫症群除有垂体功能减退外，还伴有占位性病变的体征如视野缺损、眼外肌麻痹、视力减退、头痛、嗜睡、多饮多尿、多食等下丘脑综合征。

【实验室及其他检查】

（一）性腺功能测定女性有血雌二醇水平降低，没有排卵及基础体温改变，阴道涂片未见雌激素作用的周期性变化，男性见血睾酮水平降低或正常低值，精子数量减少、形态改变、活动度差、精液量少。

（二）肾上腺皮质功能测定 24h 尿 17-羟皮质类固醇及游离皮质醇排量减少，血浆皮质醇浓度降低，但节律正常，葡萄糖耐量试验示血糖呈低平曲线改变。

（三）甲状腺功能测定血清总 T4、游离 T4 均降低，总 T3 和游离 T3 正常或降低。

（四）腺垂体激素测定 FSH、LH、TSH、ACTH、PRL 及 GH 血浆水平低于正常低限。

（五）其他检查可用 X 线、CT、MRI 了解病变部位、大小、性质及其对邻近组织的侵犯程度。

【护理措施】

（一）饮食护理指导患者进食高热量、高蛋白、高维生素，易消化的饮食，少量多餐，以增强机体抵抗力。

（二）垂体危象的护理

1. 避免诱因　避免感染、失水、饥饿、寒冷、外伤、手术、不恰当用药等诱因。

2. 病情监测　密切观察患者的意识状态、生命体征的变化，注意有无低血糖、低血压、低体温等情况。评估患者神经系统体征以及瞳孔大小、对光反射的变化。

3. 紧急处理配合一旦发生垂体危象，立即报告医师并协助抢救。主要措施有：①迅速建立静脉通路，补充适当的水分，保证激素类药及时准确使用；②保持呼吸道通畅，给予氧气吸入；③低温者应保暖，高热型患者给予降温处理；④做好口腔护理、皮肤护理，保持排尿通畅，防止尿路感染。

第二节　糖尿病患者护理

【概　述】

糖尿病（diabetes mellitus）是一种常见的内分泌代谢疾病，是由多种病因引起胰岛素分泌或作用的缺陷，或者两者同时存在而引起的以慢性高血糖为特征的代谢紊乱。除碳水化合物外，尚有蛋白质、脂肪代谢紊乱和继发性水、电解质代谢紊乱。久病可引起多系统损害，导致眼、肾、神经、心脏、血管等组织的慢性进行性病变，引起功能缺陷及衰竭。重症或应激时可发生酮症酸中毒、高渗性昏迷等急性代谢紊乱。

糖尿病的患者数正随着人口老化、生活方式的改变和生活水平的提高，以及诊疗技术的提高而迅速增加。我国 1996 年按 wHO 标准对全国 11 省市 20～75 岁 42751 人进行流行病学调查，结果发现糖尿病患病率为 3.21%，糖耐量减低（IGT）患病率为 4.76%。wHO1997 年报告，全世界约有 1. 35 亿糖尿病患者，预测到 2025 年将上升到 3 亿。糖尿病已成为严重威胁人类健康的世界性公共卫生问题。

【临床表现】

（一）代谢紊乱综合征①多尿、烦渴、多饮；②善饥多食；③消瘦、疲乏无力、体重减轻。以上症状常被称为“三多一少”，即多尿、多饮、多食和体重减轻；④皮肤瘙痒，如并发真菌感染，瘙痒更加严重。⑤其他症状：有四肢酸痛、麻木、腰痛、性欲减退、阳痿不育、月经失调、便秘等。也有一部分患者并无明显“三多一少”症状，仅因体检或检查其他疾病，或妊娠检查时偶然发现高血糖。

（二）糖尿病急性并发症

1. 糖尿病酮症酸中毒（DKA） 多数患者在发生意识障碍前有糖尿病加重表现。早期表现为疲乏软弱、四肢无力、极度口渴、多饮多尿。当出现酸中毒时，则表现为食欲减退、恶心、呕吐，常伴头痛、嗜睡、烦躁、呼吸加快有烂苹果味（丙酮味）。病情进一步发展出现严重失水、尿量减少、皮肤干燥、弹性差、眼球下陷、脉细速、血压下降。晚期各种反射迟钝，甚至消失，昏迷。也有少数患者出现腹痛等急腹症的表现。部分糖尿病患者以DKA为首发表现。

2. 高渗性非酮症糖尿病昏迷（简称高渗性昏迷） 是糖尿病急性代谢紊乱的另一种临床类型i多见于50～70岁的老人，男女发病率相似。约2/3患者于发病前无糖尿病病史或仅为轻症。起病时先有多尿、多饮，但多食不明显，或反而食欲减退，失水随病程进展逐渐加重，出现神经精神症状，表现为嗜睡、幻觉、定向障碍、偏盲、偏瘫等，最后陷入昏迷。实验室检查：尿糖强阳性，早期尿量明显增多，晚期尿少或尿闭。血糖常高至33. 3mmol/，L以上。

3. 感染糖尿病患者常发生疖、痈等皮肤化脓性感染，可反复发生，有时可引起败血症或脓毒血症。足癣、甲癣、体癣等皮肤真菌感染也较常见，女性患者常合并真菌性阴道炎。肺结核发病率高，进展快，易形成空洞。肾盂肾炎和膀胱炎为泌尿系统最常见感染，尤其多见于女性，常反复发作，多转为慢性肾盂肾炎。肾乳头坏死是严重的并发症，不多见，典型表现为高热、肾绞痛、血尿、尿中排出坏死的肾乳头组织，病死率颇高。

（三）糖尿病慢性并发症

糖尿病的慢性并发症可遍及全身器官，这些并发症可单独出现，也可以不同组合同时或先后出现。

1．心血管病变糖尿病患者易伴发动脉粥样硬化。肢体外周动脉粥样硬化常以下肢动脉病变为主，表现为下肢疼痛、感觉异常和间歇性跛行，严重供血不足可致肢体坏疽。糖尿病对心脏的影响包括：糖尿病心脏微血管病变、大血管病变、心肌病变和心脏自主神经功能紊乱，统称为糖尿病心脏病。

2．肾脏病变糖尿病肾病指毛细血管间肾小球硬化症，是糖尿病主要的微血管病变之一，多见于糖尿病病史超过 10 年者，是 1 型糖尿病患者的主要死亡原因。

3．神经病变糖尿病神经病变可累及中枢神经及周围神经，尤以后者为常见，通常为对称性，下肢较上肢严重。临床表现为先出现肢端感觉异常，如袜子或手套状分布，伴麻木、烧灼、针刺感或如踏棉垫感，有时伴痛觉过敏。随后有肢体疼痛，呈隐痛、刺痛，夜间及寒冷季节加重。后期累及运动神经，可有肌力减弱以至肌萎缩和瘫痪。肌肉萎缩多见于手、足小肌肉和大腿肌。自主神经损害也较常见，并可较早出现，影响胃肠、心血管、泌尿系统和性器官功能，临床表现为瞳孔改变、排汗异常、直立性低血压、心动过速、腹泻或便秘以及尿潴留、尿失禁、阳痿等。

4．眼部病变糖尿病性视网膜病变也是糖尿病微血管病变的重要表现，多发生于病程超过 10 年者，是糖尿病患者失明的主要原因之一。

5．糖尿病足糖尿病患者因末梢神经病变，下肢动脉供血不足以及细菌感染等各种因素，引起足部疼痛、皮肤深溃疡、肢端坏疽等病变，统称为糖尿病足。

【护理措施】

（一）饮食护理合适的饮食有利于减轻体重，控制高血糖和防止低血糖，改善脂代谢紊乱和高血压。因此护士应向患者介绍饮食治疗的目的、意义及具体措施并督促落实，以取得最佳效果。具体方法如下

1．总热量根据患者性别、年龄和身高查表，或用简易公式算出理想体重：[理想体重(kg)=身高(cm)～105]，然后根据理想体重计算每日所需总热量。成年人休息状态下每日每千克理想体重给予热量 105～125．5kJ(25～30kcal)，轻体力劳动 125．5～146kJ(30～35kcal)，中度体力劳动 146～167kJ(35～40kcal)，重体力劳动 167kJ（40kcal）以上。

儿童、孕妇、乳母、营养不良和消瘦、伴有消耗性疾病者应酌情增加，肥胖者酌情减少，使体重逐渐恢复至理想体重的±5%。

2. 碳水化合物、蛋白质和脂肪的分配碳水化合物约占饮食总热量的50%～60%，提倡用粗制米、面和一定量的杂粮。蛋白质含量一般不超过总热量的15%，成人每日每千克理想体重0．8～1．2g；儿童、孕妇、乳母、营养不良或伴有消耗性疾病者宜增至1．5～2.0g；伴有糖尿病肾病而肾功能正常者应限制至0.8g；血尿素氮升高者，应限制在0.68g，其中至少有1/3来自动物蛋白质。脂肪约占总热量30%。

3. 每餐热量合理分配按食品成分将上述热量分配换算为食物重量，并制订成食谱。根据患者生活习惯、病情和配合药物治疗的需要进行安排。可按每日三餐分配为1/5、2/5、2/5或1/3、1/3、1/3；也可按4餐分为1/7、2/7、2/7、2/7。

4. 糖尿病患者饮食注意事项

（1）严格定时进食。对于使用胰岛素或口服降糖药物的患者尤应注意。

（2）控制饮食的关键在于控制总热量。当患者因饮食控制而出现易饥的感觉时，可增加蔬菜、豆制品等副食。在蔬菜中碳水化合物含量小于5%的有南瓜、青蒜、小白菜、油菜、菠菜、西红柿、冬瓜、黄瓜、芹菜、大白菜、茄子、卷心菜、茭白、韭菜、丝瓜等。在保持总热量不变的原则下，凡增加一种食物时应同时减去另一种食物，以保证饮食平衡。体重过重者，忌吃油炸、油煎食物。炒菜宜用植物油，且要少食动物内脏、蟹黄、虾子、鱼子等含胆固醇高的食物。限制饮酒，每天食盐<6g，以免促进和加重心、肾血管并发症的产生。

（3）严格限制各种甜食，包括各种食糖、糖果、甜点心、饼干、冷饮、水果及各种含糖饮料等。患者需甜食时，可食用糖精、木糖醇或其他代糖品。若偶然发生低血糖时，可立即饮用易于吸收的果汁、糖水或吃少量糖果予以缓解。经常出现低血糖者，应报告医师，调整饮食或药物。

（4）患者进行体育锻炼时不宜空腹，应补充少量食物，防止低血糖。

（5）保持大便通畅、多食含纤维素高的食物，包括豆类、蔬菜、粗谷物、含糖分低的水果等，每日饮食中食用纤维含量>40g 为宜。因食物中纤维素含量高可加速食物通过肠道，从而延迟和减少糖类食物在肠道的吸收，使餐后血糖下降，同时增加肠蠕动，有利于大便通畅；纤维素体积大，进食后使人有饱食感，有利于减肥。

（6）每周定期测量体重一次，衣服重量要相同，且用同一磅秤。如果体重改变>2kg，应报告医师。

（二）休息与运动

1. 糖尿病患者除并发酮症酸中毒、活动性肺结核、严重心血管病等并发症外，不必过多休息，尤其对 2 型肥胖患者应鼓励运动和适当体力劳动。但须避免过度疲劳和精神紧张的体育比赛，以免兴奋交感神经及胰岛 A 细胞等，导致血糖升高。

2. 适当的运动有利于减轻体重，提高胰岛素敏感性，改善血糖和脂代谢紊乱，还可减轻患者的压力和紧张情绪，使人心情舒畅。最好做有氧运动，如步行、慢跑、骑自行车、做广播操、太极拳、球类活动等，其中步行活动安全，容易坚持，可作为首选的锻炼方式。有氧运动可达到重复大肌肉运动，加强心肺功能及降低血糖的目的。合适的活动强度可根据患者具体情况决定，每日一次，用胰岛素或口服降糖药物者最好每日定时活动。肥胖患者可适当增加活动次数。运动的注意事项：

（1）运动前评估糖尿病的控制情况，根据患者具体情况决定运动方式、时间以及所采用的运动量。

（2）运动应尽量避免恶劣天气，天气炎热应保证水的摄入，寒冷天气要注意保暖。随身携带糖果，当出现饥饿感、心慌、出冷汗、头晕及四肢无力或颤抖等低血糖症状时及时食用。身体状况不良时应暂停运动。

（3）由于运动可加重心脏负担，使血浆容量减少，血管收缩，有诱发心绞痛、心肌梗死和心律失常的危险，还可使肾血流减少使糖尿病肾病加重；运动时血压上升，增加玻璃体和视网膜出血的可能性。因此，在运动中若出现胸闷、胸痛、视力模糊等应立即停止并及时处理。

（4）运动时随身携带糖尿病卡，卡上写有本人的姓名、年龄、家庭住址、电话号码和病情，以备急需。

（5）运动后应做好运动日记，以便观察疗效和不良反应。

（三）口服降糖药物护理

1．护士除了解各类降糖药物的作用、剂量、用法外，还应掌握药物的副作用和注意事项，指导患者正确服用，及时纠正不良反应。

（1）磺脲类药物主要副作用是低血糖反应，同时还有程度不同的胃肠道反应、皮肤瘙痒、胆汁淤积性黄疸、肝功能损害、再生障碍性贫血、溶血性贫血、血小板减少、白细胞减少等。

（2）双胍类药物不良反应有腹部不适、口中金属味、恶心、畏食、腹泻等，偶有过敏反应。因双胍类药物促进无氧糖酵解，产生乳酸，在肝、肾功能不全、休克或心力衰竭者可诱发乳酸性酸中毒。

2．观察患者血糖、尿糖、尿量和体重变化，评价药物疗效。

3．指导患者按时进餐，切勿提前或推后。

（四）胰岛素治疗的护理

1．准确执行医嘱做到制剂种类正确，剂量准确，按时注射。

2．注射时间、部位和方法掌握胰岛素的注射时间，普通胰岛素于饭前半小时皮下注射，低精蛋白锌胰岛素在早餐前 1h 皮下注射。长、短效胰岛素混合使用时，应先抽吸短效胰岛素，再抽吸长效胰岛素，然后混匀，切不可逆行操作，以免将长效胰岛素｝昆人短效内，影响其速效性。胰岛素采用皮下注射法，宜选择上臂三角肌、臀大肌、大腿前侧、腹部等部位，注射部位应交替使用以免形成局部硬结和脂肪萎缩，影响药物吸收及疗效。注射胰岛素时应严格无菌操作，防止发生感染。

3．胰岛素不良反应的观察及处理胰岛素不良反应包括：①低血糖反应，是最主要的不良反应，与剂量过大或（和）饮食失调有关。表现有头昏、心悸、多汗、饥饿甚至昏迷；②胰岛素过敏，表现为注射部位瘙痒，继而出现荨麻疹样皮疹。全身性荨麻疹少见，可伴恶心、呕吐、腹泻等胃肠症状，罕见严重过敏反应（如血清病、过敏性休克）；③注射部位皮下脂肪萎缩或增生，停止使用该部位后可缓慢自然恢复；④及时检测血糖，发生低血糖反应者，根据病情进食糖果、含糖饮料或静注50%葡萄糖液20～30ml；对过敏反应者，立即更换胰岛素制剂种类，使用抗组胺药、糖皮质激素及脱敏疗法等，严重过敏者需停止或暂时中断胰岛素治疗。

4．使用胰岛素治疗过程中应定期监测尿糖、血糖变化。

（五）预防感染的护理

1．皮肤护理糖尿病患者因皮肤抵抗力低，易发生感染，若发生外伤，伤口常不易愈合。护士应加强患者的皮肤护理

（1）鼓励患者勤洗澡，勤换衣服，保持皮肤清洁，以防皮肤感染。

（2）指导患者选择质地柔软、宽松的内衣，避免穿有松紧带的衣服和使用各种约束带。

（3）如有皮肤感染时，应做伤口细菌培养以选用敏感的抗生素，伤口局部不可任意用药，尤其是刺激性药物。

（4）护理操作时应严格执行无菌技术。

2．呼吸道、口鼻腔的护理①预防上呼吸道感染，避免与肺炎、感冒、肺结核等呼吸道感染者接触；②指导患者保持口腔清洁卫生，做到睡前、早起要刷牙，重症患者应每日给予特殊口腔护理。

3．泌尿道的护理糖尿病患者因尿糖的刺激，会阴部皮肤常有瘙痒，尤其是女患者。每次小便后，要用温水清洗外阴部，洗后擦干，防止和减少瘙痒和湿疹发生。因自主神经功能紊乱造成的尿潴留，可采用膀胱区热敷、按摩和人工诱导排尿等方法排尿，尽量避免导尿以减少感染机会。若需导尿时，应严格执行无菌技术。

4．足部护理

（1）促进肢体的血液循环①冬天注意足部的保暖，避免长期暴露于寒冷或潮湿环境，尽量不用热水袋保暖，以避免烫伤皮肤而引起感染；②经常按摩足部，按摩方向由足端往上，避免直接按摩静脉曲张患处；③每天进行适度的运动，如散步、起坐等锻炼，以促进

血液循环，避免同姿势站立过久。座位时，不要盘腿坐或两腿交叉坐；④积极戒烟。

（2）选择合适的鞋袜，避免足部受伤患者应选择轻巧柔软、拳头宽大的鞋子。若买鞋应在下午购买，站着试鞋，两只脚都试，以保证新鞋宽松合脚。新鞋不可一次穿得太久，第一次只穿半小时，以后逐渐增加穿着时间。袜子以弹性好、透气及散热性好的羊毛、棉毛质地为佳。

（3）保持足部清洁，避免感染勤换鞋袜，每天用中性肥皂和温水清洁足部，水温与体温相近即可，趾间要洗干净，洗净后应以清洁、柔软的毛巾轻轻擦干，若足部皮肤干燥，可用羊毛脂涂擦，但不可常用，以免皮肤过度浸软。修剪指甲避免太短，应与脚趾平齐。局部如有红、肿、热、痛，应立即治疗。

（4）预防外伤指导患者不要赤脚走路，以防刺伤；外出时不可穿拖鞋，以免踢伤；冬天使用电热毯或烤灯时谨防烫伤；对鸡眼、胼胝、脚癣及时治疗。

（六）酮症酸中毒、高渗性昏迷的护理

1．病情监测

（1）在原有糖尿病基础上出现显著疲乏无力、极度口渴、食欲减退、恶心、呕吐、头痛、烦躁、嗜睡、呼吸深快有烂苹果味及意识改变者提示酮症酸中毒；若发病前无糖尿病病史或仅为轻症，因急性胃肠炎、胰腺炎、不合理限制水分、静脉输入葡萄糖液或因口渴大量饮用含糖饮料等诱因，患者出现多尿、多饮、食欲减退症状，进而表现为嗜睡、幻觉、定向障碍、偏盲、偏瘫等，最后陷入昏迷状态，应考虑为高渗性昏迷。

（2）严密观察和记录患者神志、瞳孔、呼吸、血压、脉搏、心率及 24h 液体出入量等变化。

（3）监测并记录血糖、尿糖、血酮、尿酮水平以及动脉血气分析和电解质变化，注意有无水、电解质及酸碱平衡紊乱。

2．急救护理

（1）立即建立两条静脉通路，准确执行医嘱，确保液体和胰岛素的输入。

（2）患者绝对卧床休息，注意保暖，预防压疮和继发感染。昏迷者按昏迷常规护理。

第三节 嗜铬细胞瘤患者护理

【概 述】

嗜铬细胞瘤（oheochromocytoma）起源于肾上腺髓质、交感神经节或其他部位的嗜铬组织，这种瘤组织持续或间断地释放大量儿茶酚胺，引起持续性或阵发性高血压和多个器官功能及代谢紊乱。大多数病例如能及时诊治，可治愈，但严重者病情凶险。近年来随着对本病的认识和诊断技术不断提高，发现病例逐渐增多，以 20～50 岁最多见，男女发病率无明显差异。

【临床表现】

嗜铬细胞瘤的临床表现主要是由于大量儿茶酚胺作用于肾上腺素能受体所致，以心血管症状为主，兼有其他系统表现。

（一）心血管系统表现

1．高血压为本病最主要的症状，有阵发性和持续性两种，持续性亦可有阵发性加剧。

（1）阵发性高血压型为本病的特征性表现，主要是大量的儿茶酚胺间歇地进入血循环所致。平时血压不高，发作时血压骤升，收缩压高达 200～300mmHg，舒张压达 130～180mmHg，伴剧烈头痛、面色苍白、大汗淋漓、心动过速、心前区及上腹部紧迫感、可有心前区疼痛、心律失常、焦虑、恐惧感、恶心、呕吐、视力模糊、复视，其中头痛、心悸、多汗三联症对诊断有重要意义。发作特别严重者可并发急性左心衰竭或脑卒中。发作终止后，患者可出现皮肤潮红、全身发热、流涎、瞳孔缩小等迷走神经兴奋表现，并可有尿量增多。发作时间最短者为数秒钟，一般为数分钟，长者可达 1～2h，偶可达 24h 以上。发作频率不一，多者 1 天数次，少者数月 1 次。随着病情进展，发作次数逐渐增多，持续时间逐渐增长，一部分患者可发展为持续性高血压伴阵发性加剧。发作诱因可为情绪激动、体位改变、吸烟、饮酒、创伤、排便、屏气、灌肠、腹膜后充气造影、麻醉诱导、药物（如组胺、胍乙啶、胰升糖素、甲氧氯普胺片）等。有些患者也可无明显诱因。

（2）持续性高血压型常被误诊为原发性高血压。有以下情况者应考虑嗜铬细胞瘤的可能性：①持续性高血压伴阵发性加剧或由原发性高血压发展而来；②常用降压药效果不佳，但对 a 受体阻滞剂、钙通道阻滞剂、硝普钠有效；③有交感神经过度兴奋（多汗、心动过速）、高代谢（低热、体重降低）、头痛、焦虑、烦躁、直立性低血压或血压波动大。如上述情况见于儿童或青年人，则更应考虑本病的可能性。发生直立性低血压的原因，可能由于长期过度的儿茶酚胺分泌，使循环血容量不足和维持站立位血压的体位反射的张力下降所致。

部分儿童或少年病情发展迅速，呈恶性高血压过程，表现为：舒张压高于 130mmHg，眼底损害严重，短期内出现视神经萎缩，以至失明，可发生氮质血症、心力衰竭、高血压脑病。

2．低血压、休克少数患者可发生低血压、休克或高血压与低血压相交替的表现。发生低血压和休克的原因为：①肿瘤骤然发生出血、坏死，停止释放儿茶酚胺；②大量儿茶酚胺引起严重心律失常或心力衰竭，致心排血量锐减；③由于肿瘤主要分泌肾上腺素，兴奋肾上腺素能 B 受体，使周围血管扩张；④大量儿茶酚胺使血管强烈收缩、组织缺氧、微血管通透性增加，血浆外溢，血容量减少；⑤肿瘤分泌多种扩血管物质，如舒血管肠肽、肾上腺髓质素等。

高血压与低血压、休克交替发生，血压和心率急骤变化的原因可能与肿瘤释放的缩血管物质（去甲肾上腺素、肾上腺素）和舒血管物质（肾上腺髓质素）的比例变化有关。

3．心脏表现大量儿茶酚胺可引起儿茶酚胺性心肌病，伴心律失常，如期前收缩、阵发性心动过速，甚至心室颤动。部分患者可发生心肌退行性变、坏死、炎性改变。心肌的损害可导致心力衰竭或因持续性血压增高而发生心肌肥厚，心脏扩大，心力衰竭。

（二）代谢紊乱

1．基础代谢增高　肾上腺素作用于中枢神经及交感神经系统控制下的代谢过程，使患者耗氧量增加，代谢亢进引起发热、消瘦。但血清甲状腺激素和甲状腺摄 131I 率正常。

2．糖代谢紊乱肝糖原分解加速及胰岛素分泌受抑制而肝糖异生加强，可引起血糖升高，糖耐量减低及糖尿。

3. 脂代谢紊乱脂肪分解加速、血游离脂肪酸增高。

4. 电解质紊乱少数患者可出现低钾血症和高钙血症。

（三）其他临床表现

1. 消化系统儿茶酚胺使肠蠕动及张力减弱，可引起便秘、腹胀、腹痛甚至肠扩张。儿茶酚胺可使胃肠壁内血管发生增殖性和闭塞性动脉内膜炎，造成肠坏死、出血和穿孔，患者出现剧烈腹痛、休克等急腹症表现。胆石症并发率也较高，与儿茶酚胺使胆囊收缩减弱，Oddi 括约肌张力增强，引起胆汁潴留有关。

2. 腹部肿块约 5%的患者可出现左或右侧中上腹肿块，要及时注意可能诱发高血压综合征。嗜铬细胞癌转移至肝脏可引起肝大。

3. 泌尿系统病程长及病情重者可发生肾功能减退。膀胱内嗜铬细胞瘤患者排尿时常引起高血压发作，可出现膀胱扩张，无痛性肉眼血尿，膀胱镜检查有助于诊断。

4. 血液系统　在大量肾上腺素作用下，血容量减少，血细胞重新分布，外周血中白细胞增多，有时红细胞也可增多。

【实验室及其他检查】

（一）血、尿儿茶酚胺及其代谢产物测定

尿儿茶酚胺及其代谢物香草基杏仁酸及甲氧基肾上腺素和甲氧基去甲肾上腺素的总和皆升高，常在正常高限的两倍以上。阵发性者平时不升高，发作后才升高；血儿茶酚胺升高；对高血压及儿茶酚胺偏高者可采用可乐定试验。即口服可乐定 0.3mg 后 2～3h，嗜铬细胞瘤患者血儿茶酚胺仍升高。

（二）胰升糖素激发试验对于阵发性发作者，如果一直等不到发作，可考虑做胰升糖素激发试验。

（三）影像学检查 B 超作肾上腺及肾上腺外肿瘤定位检查，直径 1cm 以上者阳性率较高；CT 扫描，90%以上的肿瘤可准确定位；MRI 有助于鉴别嗜铬细胞瘤和肾上腺皮质肿瘤，可用于孕妇；放射性核素标记定位和静脉导管术等。

【护理措施】

（一）休息急性发作时应绝对卧床休息，保持环境安静，避免刺激。室内光线宜偏暗，减少探视。护理人员操作应集中进行以免过多打扰患者。

（二）饮食护理给予高热量、高蛋白质、高维生素、易消化饮食，避免饮含咖啡因的饮料。

（三）病情监测①密切观察血压变化，注意阵发性或持续性高血压或高血压和低血压交替出现，或阵发性低血压、休克等病情变化，定时测量血压并做好记录，测量时应固定使用同一血压计，嘱患者采用同一体位，并尽可能做到同一人进行测量；②观察有无头痛及头痛的程度、持续时间，是否有其他伴随症状；③观察患者发病是否与诱发因素有关；④记录液体出入量，监测患者水、电解质变化。

（四）用药护理使用 a 受体阻滞剂者要严密观察血压变化及药物不良反应。如酚苄明不良反应为直立性低血压、鼻黏膜充血、心动过速等。哌唑嗪有直立性低血压、低钠倾向等。做到及时发现、及时处理。头痛剧烈者按医嘱给予镇静剂。

（五）心理护理　因本病发作突然，症状严重，患者常有恐惧感，渴望早诊早治。护士要主动关心患者，向其介绍有关疾病知识、治疗方法及注意事项。患者发作时，护士要守护在患者身边，使其具有安全感，消除恐惧心理和紧张情绪。

（六）高血压危象的护理

1．病情监测评估患者有无剧烈头痛、面色苍白、大汗淋漓、恶心、呕吐、视力模糊、复视等高血压危象表现，是否出现心力衰竭、肾衰竭和高血压脑病的症状和体征。

2．急救配合与护理主要措施有：①卧床休息，吸氧，抬高床头以减轻脑水肿，加用床档以防患者因躁动而坠床；②按医嘱给予快速降压药物如酚妥拉明等；③持续心电、血压监测，每 15 分钟记录 1 次测量结果；④因情绪激动、焦虑不安可加剧血压的升高，应专人护理，及时安抚患者，告知头痛及其他不适症状可随药物的起效而得到控制，使患者安静；⑤若有心律失常、心力衰竭、高血压脑病、脑卒中和肺部感染者，协助医生处理并给予相应的护理。

第四节 痛风患者的护理

【概述】

痛风（gout）是一组异质性疾病，遗传性和（或）获得性引起的尿酸排泄减少和（或）嘌呤代谢障碍。临床特点为：高尿酸血症（hypeiuriccmia）、反复发作的痛风性关节炎、痛风石、间质性肾炎，严重者呈关节畸形及功能障碍，常伴有尿酸性尿路结石。本病根据其病因可分为原发性和继发性两大类。其中以原发性痛风占绝大多数。

【临床表现】

多见于中老年男性、绝经期后妇女，5%～25%患者有痛风家族史。发病前常有漫长的高尿酸血症病史。

（一）急性关节炎为痛风的首发症状，是尿酸盐结晶、沉积引起的炎症反应。表现为突然发作的单个，偶尔双侧或多关节红、肿、热、痛、功能障碍，可有关节腔积液，伴发热、白细胞增多等全身反应。常在夜间发作，因疼痛而惊醒，最易受累部位是跖关节，依次为踝、膝、腕、指、肘等关节。初次发作常呈自限性，一般经1～2天或数周自然缓解，缓解时局部偶可出现特有的脱屑和瘙痒表现。缓解期可数月、数年乃至终身。一般疼痛明显，少数症状轻微。

急性关节炎多于春秋发病，酗酒、过度疲劳、关节受伤、关节疲劳、手术、感染、寒冷、摄入高蛋白和高嘌呤食物等为常见的发病诱因。

（二）痛风石及慢性关节炎痛风石是痛风的一种特征性损害，是尿酸盐沉积所致。痛风石可存在于任何关节、肌腱和关节周围软组织，导致骨、软骨的破坏及周围组织的纤维化和变性。常多关节受累，且多见于关节远端，受累关节可表现为以骨质缺损为中心的关节肿胀，僵硬及畸形，无一定形状且不对称。痛风石以关节内及关节附近与耳轮常见。呈黄白色大小不一的隆起，小如芝麻，大如鸡蛋，初起质软，随着纤维增多逐渐变硬如石。严重时痛风石处皮肤发亮、皮薄、容易经皮破溃排出白色尿酸盐结晶，瘘管不易愈合。

（三）痛风性肾病是痛风特征性的病理变化之一。尿酸盐结晶沉积引起慢性器质性肾炎，进一步累及肾小球血管床，可出现蛋白尿、夜尿增多、血尿和等渗尿，进而发生高血压、氮质血症等肾功能不全表现。最终可因肾衰竭或并发心血管病而死亡。

（四）高尿酸血症与代谢综合征高尿酸血症常伴有肥胖、原发性高血压、高脂血症、2型糖尿病、高凝血症、高胰岛素血症为特征的代谢综合征。

【实验室及其他检查】

（一）血尿酸测定血尿酸一般男性>420μmol／L(7．0mg／dl)，女性>350μmol／L（6．0mg／dl）则可确定为高尿酸血症。限制嘌呤饮食5天后，每天尿酸排出量>3．57mmol(600mg)，提示尿酸生成增多。

（二）滑囊液或痛风石内容物检查急性关节炎期行关节腔穿刺，抽取滑囊液，在旋光显微镜下，可见A细胞内有双折光现象的针形尿酸盐结晶。

（三）X线检查和关节镜等有助于发现骨、关节的相关病变或尿酸性尿路结石影。

【护理措施】

（一）休息与体位急性关节炎期，除关节红、肿、热、痛和功能障碍外，患者常有发热，应绝对卧床休息，抬高患肢，避免受累关节负重。也可在病床上安放支架支托盖被，减少患部受压。待关节痛缓解72h后，方可恢复活动。

（二）局部护理手、腕或肘关节受累时，为减轻疼痛，可用夹板固定制动，也可在受累关节给予冰敷或25%硫酸镁湿敷，消除关节的肿胀和疼痛。痛风石严重时，可能导致局部皮肤溃疡发生，故要注意维持患部清洁，避免发生感染。

（三）饮食护理因痛风患者大多肥胖，热量不宜过高，应限制在5020～627610／d(1200～1500kcaL／d)。蛋白质控制在1g／(kg·d)，碳水化合物占总热量的50%～60%。避免进食高嘌呤食物，如动物内脏、鱼虾类、蛤蟹、肉类、菠菜、蘑菇、黄豆、扁豆、豌豆、浓茶等。饮食宜清淡、易消化，忌辛辣和刺激性食物。严禁饮酒，并指导患者进食碱性食物，如牛奶、鸡蛋、马铃薯、各类蔬菜、柑橘类水果，使尿液的pH在7．0或以上，减少尿酸盐结晶的沉积。

（四）病情观察

1. 观察关节疼痛的部位、性质、时间，有无午夜因剧痛而惊醒等。

2. 观察患者受累关节有无红、肿、热和功能障碍。

3. 患者有无过度疲劳、寒冷、潮湿、紧张、饮酒、饱餐、脚扭伤等诱发因素。

4. 有无痛风石的体征，了解结石的部位及有无症状。

5. 观察患者的体温变化，有无发热等。

6. 监测血、尿尿酸的变化。

（五）心理护理患者由于疼痛影响进食和睡眠，疾病反复发作导致关节畸形和肾功能损害，思想负担重，常表现情绪低落、忧虑、孤独，护士应向其宣教痛风的有关知识，讲解饮食与疾病的关系，并给予精神上的安慰和鼓励。

（六）用药护理指导患者正确用药，观察药物疗效，及时处理不良反应。

1. 秋水仙碱对于制止炎症、止痛有特效，该药一般口服，但常有胃肠道反应。若患者一开始口服即出现恶心、呕吐、水样腹泻等严重胃肠道反应，可采取静脉用药。但静脉用药可产生严重的不良反应，如肝损害、骨髓抑制、DIc、脱发、肾衰竭、癫痫样发作甚至死亡。应用时需慎重，必须严密观察。一旦出现不良反应，应及时停药。有骨髓抑制、肝肾功能不全、白细胞减少者禁用；孕妇及哺乳期间不可使用，治疗无效者，不可再重复用药。此外，静脉注射秋水仙碱时，切勿外漏，以免造成组织坏死。

2. 使用丙磺舒、磺吡酮、苯溴马隆者，可有皮疹、发热、胃肠道反应等不良反应。使用期间，嘱患者多饮水、口服碳酸氢钠等碱性药。注意观察有无活动性消化性溃疡或消化道出血发生。

3. 使用别嘌醇者除有皮疹、发热、胃肠道反应外，还有肝损害、骨髓抑制等，在肾功能不全者，宜减半量应用。

4. 使用糖皮质激素的患者，应观察其疗效，密切注意有无症状的“反跳”现象，若同时口服秋水仙碱，可防止症状“反跳”。

第五节　骨质疏松症患者护理精要

【概　述】

骨质疏松症（osteoporosis）是一种以低骨量和骨组织微细结构破坏为特征，导致骨骼脆性增加，易发生骨折的代谢性疾病。本病各年龄期均可发病，但常见于老年人，尤其绝经期后的女性。骨质疏松症是一种临床综合征，其发病率为所有代谢性骨病之最。

骨质疏松症可分为两大类：①原发性：又分为两种亚型，即Ⅰ型（绝经后骨质疏松症）和Ⅱ型（老年性骨质疏松症）。Ⅰ型是由于雌激素缺乏所致，女性的发病率是男性的6倍以上，此型主要由破骨细胞介导，多数患者的骨转换率增高，亦称高转换型。Ⅱ型多见于60岁以上的老年患者，女性的发病率是男性的2倍以上，主要累及的部位是脊柱和髋骨；②继发性：继发于其他疾病，如性腺功能减退症、甲亢、1型糖尿病、库欣综合征、尿毒症、血液病、胃肠道疾病等。长期大剂量使用糖皮质激素也是重要原因之一。

【临床表现】

（一）骨痛和肌无力早期无症状，多数患者在严重的骨痛或骨折后才知道自己患了骨质疏松症。较重者常诉腰背疼痛或全身骨痛。骨痛通常为弥漫性，无固定部位，劳累或活动后可加重，不能负重或负重能力下降。

（二）身高变矮椎体骨折可引起驼背和身高变矮。腰椎压缩性骨折常导致胸廓畸形，可出现胸闷、气短、呼吸困难等，严重畸形还可引起心排出量下降，心血管功能障碍。

（三）骨折当骨量丢失超过20%以上时即可出现骨折。患者常因轻微活动或创伤而诱发，弯腰、负重、挤压或跌倒后发生骨折。多见于脊柱、髋部和前臂骨折。其中髋部骨折（股骨颈骨折）最常见，危害也最大，据报道，其病死率可达10%～20%，致残率50%。

【实验室及其他检查】

（一）骨量的测定骨矿含量（BMC）和骨密度（BMD）测量是判断低骨量、确定骨质疏松的重要手段，是评价骨丢失率和疗效的重要客观指标。

（二）骨转换的生化测定

1．与骨吸收有关的生化指标空腹尿钙或24h尿钙排量是反映骨吸收状态最简易的方法，但受钙摄入量、肾功能等多种因素的影响。尿羟脯氨酸和羟赖氨酸在一定程度上可反映骨的转换吸收状况。

2．与骨形成有关的生化指标包括血清碱性磷酸酶（ALP）、血清I型前胶原羧基端前肽和血骨钙素。

【护理措施】

（一）预防跌倒保证住院环境安全，如楼梯有扶手，梯级有防滑边缘，病房和浴室地面干燥，灯光明暗适宜，家具不可经常变换位置，过道避免有障碍物等。加强日常生活护理，将日常所需物如茶杯、开水、呼叫器等尽量放置床边，以利患者取用。指导患者维持良好姿势，且在改变姿势时动作缓慢。必要时可建议患者使用手杖或助行器，以增加其活动时的稳定性。衣服和鞋穿着要合适，大小适中，且有利于活动，加强巡视，对住院患者在洗漱及用餐时间，护士应加强意外的预防。当患者使用利尿剂或镇静剂时，要密切注意其因频繁的如厕以及精神恍惚所产生的意外。

（二）饮食护理增加富含钙质和维生素D的食物，补充足够维生素A、维生素C及含铁的食物，以利于钙的吸收。适度摄取蛋白质及脂肪。戒烟酒，避免咖啡因的摄入过多。

（三）心理护理骨质疏松症患者由于疼痛及害怕骨折，常不敢运动而影响日常生活，当发生骨折时，需限制活动，不仅患者本身需要角色适应，其家属亦要面对此情境。因此，护士要协助患者及家属适应其角色与责任，尽量减少对患者康复治疗的不利因素。

（四）用药护理

1．服用钙剂时要增加饮水量，以增加尿量，减少泌尿系结石形成的机会，服用时最好在用餐时间外服用，因空腹时服用效果最好。同时服用维生素D时，不可和绿叶蔬菜一起服用，以免减少钙的吸收。

2．向患者说明性激素必须在医师的指导下使用，剂量要准确，并要与钙剂、维生素D同时使用，效果更好。服用雌激素应定期进行妇科检查和乳腺检查，反复阴道出血应减少用量，甚至停药。使用雄激素应定期监测肝功能。

3．服用二磷酸盐时，护士应指导患者空腹服用，服药期间不加钙剂，停药期间可给钙剂或维生素D制剂。用阿伦磷酸盐时应晨起空腹服用，同时饮清水200～300ml，至少在半小时内不能进食或喝饮料，也不能平卧，应采取立位或坐位，以减轻对食管的刺激，如果出现吞咽困难、吞咽痛或胸骨后疼痛，警惕可能发生食管炎、食管溃疡和食管糜烂情况，应立即停止用药。同时，应嘱患者不要咀嚼或吮吸药片，以防发生口咽部溃疡。

4．服用降钙素应注意观察不良反应，如食欲减退、恶心、颜面潮红等。

（五）疼痛的护理

1．休息为减轻疼痛，可使用硬板床，取仰卧位或侧卧位，卧床休息数天到1周，可缓解疼痛。

2．对症护理使用骨科辅助物的患者必要时使用背架、紧身衣等，以限制脊椎的活动度和给予脊椎支持，从而减轻疼痛。对疼痛部位给予湿热敷，可促进血液循环，减轻肌肉痉挛，缓解疼痛。给予局部肌肉按摩，以减少因肌肉僵直所引发的疼痛。也可用超短波、微波或分米波疗法、低频及中频电疗法、磁疗法和激光等达到消炎和止痛效果。

3．用药护理药物的使用包括止痛剂、肌肉松弛剂或抗炎药物，要正确评估疼痛的程度，按医嘱用药。

参考文献

[1]张鹭鹭，王羽.医院管理学[M].2版，北京：人民卫生出版社,2014.
[2]史自强.医院管理学[M]上海：上海远东出版社，1995.
[3]李小寒，尚少梅.基础护理学[M].4版.北京：人民卫生出版社,2006.
[4]郝玉芳,胡雁.循证护理学[M].2版.北京：人民卫生出版社,2018.
[5]岳新荣，陈方军.内科学[M].武汉：华中科技大学出版社，2013.
[6]韩璐璐.基于依从性曲线变化规律的阶段性护理干预在脑梗死偏瘫患者康复训练中的应用[J].中国实用护理杂志，2020，36(18)：1377-1382.
[7]徐博然，陈惠君.步态运动想象疗法对脑卒中偏瘫患者步行功能的影响[J].解放军护理杂志，2019，36(5)：16-20.
[8]兰月，刘广慧，冯殿鹏.综合康复护理干预方案对脑卒中后遗症期偏瘫患者肢体功能康复的影响[J].中国伤残医学，2021，29(16)：47-48.
[9]吴耀建,曾岚,王文锋,等.创伤性休克早期液体复苏的临床研究[J].中国急救学,2005,25(2)：135-136.
[10]王春亭,王可富.现代重症抢救技术[M].北京：人民卫生出版社,2007：50.
[11]戴玉英，陈增良，沈清，等. 护理专业构建W实践技能为核必的课程体系研究与实践[J]. 中国高等医学教育，2006，(1)：94-96.
[12]姜小鹰，高櫂. 高等护理教育与临床实践衔接的影响因素与对策[J]. 中国护理管理，2009，9(1)：12-16.
[13]陈杭健，陈京立，李玉玲，等. 护理专业实习生对临床能力培养的需求研究[J]. 中华护理教育，2014，11(7)：485-488.
[14]郭冰撞. 实习护生护理操作技能学习需求现状调查分析与对策研究[J]. 中国高等医学教育，2007，(9)：3-3，28.
[15]丁炎明. 护理人员现代护理观与基础护理认识现状及两者之间的相关性分析. 中

国实用护理杂志，2007(7)：56—58.

[16]章莉丽，俞申妹，冯佳，等. 优质护理病房护理员规范化管理的实践和体会叫. 护理与康复，2013，(12)：1072—1074.